கிருமிகள் உலகில் மனிதர்கள்

கிருமிகள் உலகில் மனிதர்கள்

அக்கு ஹீலர் அ. உமர் பாரூக்

எதிர்
வெளியீடு

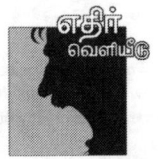

கிருமிகள் உலகில் மனிதர்கள்
அக்கு ஹீலர் அ. உமர் பாரூக்

முதல் பதிப்பு: ஜனவரி 2023

எதிர் வெளியீடு,
96, நியூ ஸ்கீம் ரோடு, பொள்ளாச்சி - 642 002
தொலைபேசி: 04259 226012, 99425 11302

விலை: ரூ. 150

Kirumikal Ulagil Manitharkal
Acu Healer A. Umar Farook

Copyright © Acu Healer A. Umar Farook
First Edition: January 2023

Published by
Ethir Veliyeedu, 96, New Scheme Road, Pollachi - 2
email: ethirveliyedu@gmail.com
www.ethirveliyeedu.com

ISBN: 978-81-960244-3-7
Cover Design: Harisankar
Printed at Jothy Enterprises, Chennai.

All rights reserved. No part of this book may be reprinted or reproduced or utilised in any form or by any electronic, mechanical or other means, now known or hereafter invented, including Photocopying and recording, or in any information storage or retrieval system, without permission in writing from the Publisher.

1

கடவுளுக்கு பயப்படாத, கடவுளை நம்பாத மனிதர்கள் கூட உண்டு. ஆனால் கிருமிகளுக்குப் பயப்படாத மனிதர்களே உலகத்தில் இல்லை என்று உறுதியாகச் சொல்லி விடலாம். அந்த அளவிற்கு நகரவாசிகள் முதல் கிராமத்து மனிதர்கள் வரை கிருமிகளுக்கு பயப்படும் காலம் இது.

நம் அன்றாட வாழ்வில் எவ்வளவோ விஷயங்களுக்குப் பயந்து கொண்டே இருக்கிறோம்... அதோடு சேர்ந்து கிருமிகளுக்கும் பயந்து விட்டுப் போகிறோம் என்கிறீர்களா..? கிருமிகளுக்குப் பயப்படுவதை அவ்வளவு எளிதில் விட்டு விட முடியாது, ஏனென்றால், இந்த கிருமி பயத்தை வைத்துத்தான் ஆகப்பெரிய வியாபாரங்கள் நடந்து கொண்டிருக்கின்றன.

ஒரு நிமிடம் கற்பனை செய்து பாருங்கள். இந்தக் கிருமிகளால் ஆபத்து எதுவுமே இல்லை, அவை நம் வீட்டுப் பிராணிகளைப் போல சாதுவானவைதான். அவற்றால் எந்த தீங்கும் இல்லை. எனவே யாரும் பயப்பட வேண்டியதில்லை" என்று நம் விஞ்ஞானிகள் திடீரென அறிவித்து விட்டார்கள் என்று வைத்துக் கொள்ளலாம். இப்போது நம் மாதாந்திர பட்ஜெட்டில் எதையெல்லாம் வாங்க மாட்டோம் என்று யோசியுங்கள்.

அப்படியெல்லாம் மருத்துவ விஞ்ஞானிகள் அறிவிக்கும் வாய்ப்பிருக்கிறதா? என்றெல்லாம் யோசிக்க வேண்டியதில்லை. தோலில் வெள்ளை நிறத்தில் புள்ளிகள் தோன்றுவதும், பின்பு அது படர்வதும் என்று ஒரு நோய் இருக்கிறதே அதன் பெயர் தெரியுமா? அதுதான் லியூகோ டெர்மா என அழைக்கப்படும் வெண்தேமல். அந்த நோய்க்கு காரணம் என்று 1984 வரைக்கும் ஒரு கிருமியைத்தான் சொல்லிக் கொண்டிருந்தார்கள் விஞ்ஞானிகள். 1984 இல் இருந்து வெண்தேமலுக்குக் காரணம் கிருமியில்லை, தோலின் நிறப் பற்றாக்குறைதான் என்று என்று கூறி வருகிறார்கள். கிருமிகளைக் கொல்ல ஆன்டிபயாட்டிக் கொடுத்த போதும் சரி,

நிறமிகளைக் கூட்ட விட்டமின் மாத்திரைகளைக் கொடுக்கும் போதும் சரி - வெண் தேமல் அப்படியே இருக்கிறது.

எனவே இது போன்ற திடீர் அறிவிப்புகள் எல்லாம் மருத்துவத் துறையில் சகஜம்தான். நிறைய யோசிக்காமல் கிருமியில்லாத பட்ஜெட்டிற்கு வாருங்கள்.

வீடு சுத்தமாக இருப்பதற்கும், தரையில் இருக்கும் கிருமிகளைக் கொல்வதற்குமாக நாம் பயன்படுத்தும் பினாயில், வியர்வை துர்நாற்றத்திற்குக் காரணமான கிருமிகளை அகற்றி புத்துணர்ச்சி பெறுவதற்காக நாம் வாங்கும் சோப்பு, வாய் துர்நாற்றத்தை கிருமிகளோடு நீக்குவதற்காக வித விதமான பேஸ்ட்டுகள்... என்று தொடரும் தினசரி உபயோகப் பொருட்கள் ஒருபுறம்.

இன்னொரு புறம் கிருமிகளிடமிருந்து நம்மை தற்காத்துக் கொள்ளும் வகையில் ஊட்டச் சத்து உணவுகள், சுத்திகரிக்கப்பட்ட பொருட்கள், பாலில் இருந்து பயன்படுத்தும் ஆயில் வரைக்கும் ஸ்டெர்லைஸ் செய்யப்பட்ட பேக்கிங்குகள். அப்புறம் கிருமிகள் வந்து விட்டால் அவற்றிலிருந்து நம்மைக் காப்பாற்றிக் கொள்ள ஆன்டிபயாட்டிக்குகள்.

இப்படித் தொடரும் பட்டியலை அவ்வளவு எளிதில் நம்மால் முடித்து விட முடியாது. அதே போல, கிருமிகளை ஒட்டி நமக்கு ஏற்படும் பயத்தின் பட்டியலும் நீளம்.

கிருமி பயம். அது பரப்பும் நோயும் பயம். நோய்க்கு கொடுக்கும் மருந்து பயம். அதன் பின்விளைவும் பயம். கிருமியை கொண்டு சேர்க்கும் கொசுவும் பயம். அது வளரும் நல்ல தண்ணீர், கெட்ட தண்ணீர் எல்லாம் பயம். எலி பயம், பன்றி பயம், நாய் பயம்... கிருமி வளர்க்கும் காற்றைக் கண்டாலே பயம்... இப்படி தெனாலி கமலின் பயம் மாதிரி கிருமிகள் சார்ந்து நம்முடைய பயப்பட்டியலும் நீளுகிறது.

நாம் எதற்குப் பயப்படுகிறோமோ அதை ஊதிப் பெரிதாக்கி, அதையே முதலீடாக வைத்து தன் தயாரிப்புகளை எல்லாம் நம் தலையில் கட்டும் நிறுவனங்களின் காலம் இது. இக்காலத்தில் இவ்வளவு பெரிய பயப்பட்டியலை வைத்துக் கொண்டு எப்படி செலவில்லாமல் காலம் தள்ளுவது? எவ்வளவு பயம் இருக்கிறதோ - அவ்வளவு செலவாகும்.

கிருமிகளைக் கண்டு நாங்கள் பயப்படுவது உண்மைதான். அதை வைத்து லாபம் சம்பாதிக்கும் நிறுவனங்கள் இருப்பதும் உண்மைதான். ஆனால், இது நியாயமான பயம் தானே? என்று தோன்றுகிறதா?

கிருமிகளைப் பற்றிய கதைகளையும், அதன் அறிவியல் பூர்வமான தன்மைகளையும் முழுமையாக அலசி ஆராய்வதுதான் இத்தொடரின் நோக்கம். முதலில் அறிவியலுக்கான அடிப்படை கேள்விகளில் இருந்து துவங்குவோம்.

ஒரு விஷயம் அறிவியல் பூர்வமானதா? இல்லையா? என்பதை நாம் சோதித்து அறிந்து கொள்ள சில கேள்விகளை அறிஞர்கள் நம்மிடம் விட்டு விட்டுச் சென்றிருக்கிறார்கள். அந்தக் கேள்விகளை கிருமிகளோடு பொருத்திப் பார்க்கலாம்.

கிருமிகள் எங்கிருந்து வருகின்றன? கொசுவில் இருந்து, எலியில் இருந்து, பன்றியில் இருந்து என்றெல்லாம் சொல்லக்கூடாது. இவற்றின் வழியாக பரவுகிறது என்றுதான் அறிவியல் சொல்கிறது.

கிருமிகள் எங்கு வாழ்கின்றன? எங்கு செல்கின்றன? மனித உடலில் வாழ்கின்றன, அப்புறம் இறந்து விடுகின்றன என்று எளிமையாகச் சொல்லி தப்பிக்க முடியாது. உதாரணமாக அந்தக் காலத்தில் நம் நாட்டில் பரவி நிறைய மக்களைக் கொன்றதாக நம்பப்படும் காலரா கிருமிகள் இப்போது எங்கிருக்கின்றன? அல்லது சில வருடங்களுக்கு முன்பு இங்கு இருந்த சிக்கன்குனியா வைரஸ் இப்போது எங்கிருக்கிறது? எங்கும் இல்லை என்றால் திடீரென வந்து போவதன் ரகசியம் என்ன?

சொர்க்கலோகம், நரகலோகம், தேவலோகம் என்பது போல கிருமிலோகம் என்று எதுவும் உண்டோ? கிருமிகள் உலகில் இருந்து அவ்வப்போது பூமிக்கு வந்து மனிதர்களை அழித்து விட்டு, மறுபடியும் அவற்றின் உலகிற்கு திரும்பி விடுகின்றனவா?

கிருமிகளின் பிறப்பு, வாழ்வு, இறப்பு, வரும் காலம், வாழும் காலம், காரணிகள்... என்று விதம் விதமாக கேள்விகளை உங்களுக்கு நீங்களே எழுப்புங்கள். அவற்றுக்கு பதில்களாகச் சொல்லப்படுபவை எதுவும் தெளிவில்லாமல் இருப்பதையும், விட்டலாச்சார்யாவின் பழைய மாயாஜால திரைப்படங்களுக்கு ஒப்பாக இருப்பதையும் நாம் உணர்ந்து கொள்ள முடியும்.

சரி இதையெல்லாம் விடுங்கள். கிருமிகள் பற்றிய உண்மைகளை ஒவ்வொன்றாகப் பார்க்கலாம். முதலில் கிருமிகள் பற்றி நம் தொலைக்காட்சி விளம்பரங்கள் சொல்லும் கதைகள் எல்லாம் உண்மையானவைகள் தானா என்பதில் இருந்து துவங்கலாம்.

2

கிருமிகள் எங்கிருந்து தோன்றுகின்றன? அவை எங்கு வாழ்கின்றன? எப்படிப் பரவுகின்றன? அழிக்கப்பட்டதற்குப் பின்னால் அவற்றின் நிலை என்ன? ...இதுபோன்ற அறிவியல் பூர்வமான கேள்விகளுக்கு முழுமையான விடை கிருமிகள் விஷயத்தில் கண்டுபிடிக்கப்படவில்லை என்பதைப் பார்த்தோம்.

நம்முடைய தொலைக்காட்சி விளம்பரங்கள் கிருமிகளைப் பற்றி என்ன சொல்கின்றன? என்று ஆராய்வோம்.

"வாங்க... உங்க ஜெர்ம் பில்ட் அப் எப்படி இருக்குண்ணு செக் பண்ணலாம்?" என்று ஒரு வெள்ளைக் கோட்டு போட்ட டாக்டர் ஒருவர் ரோட்டைக் கடந்து செல்லும் ஒருவரை கை பிடித்து அழைத்துச் செல்வார். கிருமிகளைக் கண்டுபிடிக்கும் டார்ச் லைட்டை அந்த நபரின் பற்களின் மீது காட்டி, வெளிச்சம் பாய்ச்சி டெஸ்ட் செய்வார். கிருமிகள் டார்ச் வெளிச்சத்தில் கூடியிருப்பது தெரியும். இப்போது கம்பெனி கொடுத்த பேஸ்ட்டை வைத்து பல் துலக்கி அதற்குப் பின் டெஸ்ட் செய்யும் போது கிருமிகள் குறைந்திருக்கும். இந்தக் காட்சிகளோடு தங்கள் கம்பெனி பேஸ்ட்டை வாங்குவதற்கு அழைக்கிறது ஒரு விளம்பரம்.

இன்னொரு விளம்பரத்தில் - கை நிறைய கிருமிகளோடு விளையாடி விட்டு வரும் ஒரு பையன் சாதாரண சோப்பு போட்டு கை கழுவுவார். கிருமிகளைக் கண்டுபிடிக்கும் டார்ச்சைப் பயன்படுத்தி கைகளில் கிருமிகள் அப்படியே இருப்பதைக் காட்டுவார்கள். அப்புறம் நம் கம்பெனி பரிந்துரைக்கும் சோப் ஆயிலைக் கொண்டு கைகழுவும் போது பச்சை நிறத்தில் நுரை வருமாம். அப்படி பச்சை நிறத்தில் நுரை வந்தால் கைகளில் இன்னும் கிருமிகள் இருக்கிறது என்று பொருள் என்று கூறுகிறது அவ்விளம்பரம்.

சோப்பை மாற்றிப் பயன்படுத்தினால் கிருமிகளின் தாக்கத்திலிருந்து தப்ப முடியாமல் தன் மகளுக்கு கிருமித்தொற்று ஏற்பட்டு, தோல்

நோய்கள் பரவி விடும் என்று அஞ்சி மகள் குளிப்பதைத் தடுக்கும் அம்மாவைப் பற்றிப் பேசுகிறது இன்னொரு விளம்பரம்.

சில மாதங்களே குழந்தை கிருமிகள் அதிகமாக உள்ள இடத்தில் விளையாடிக் கொண்டிருக்கும். கிருமிகளைக் கண்டுபிடிக்கும் ஒரு ஸ்பெஷல் லைட்டைப் போட்டு எங்கெல்லாம் கிருமிகள் இருக்கிறது என்று நமக்குக் காட்டுவார்கள். டாய்லட்டில், கிச்சனில், நாம் புழங்கும் பல்வேறு அறைகளில் இருக்கும் கிருமிகளை பெரிதாக்கிக் காட்டுகிற ஒரு விளம்பரத்தில் கிருமிகள் கொடூரமான கார்ட்டூன் மிருகங்களாகக் காட்சியளிக்கும். சோப்பையோ, சோப் ஆயிலையோ, கம்பெனி சொல்கிற பேஸ்ட்டையோ பயன்படுத்தும்போது அவை துடி துடித்துச் செத்து விடும்.

உண்மையில் நம் விளம்பரங்கள் என்ன தான் சொல்கின்றன? எல்லா விளம்பரங்களும் சொல்வது ஒன்றைத்தான். கிருமிகள் பயங்கரமானவை. அவை நம்மைத் தாக்கினால் பத்து ஸ்கின் ப்ராப்ளத்தில் இருந்து, எண்ணற்ற தொற்று நோய்கள் வரை பரவும் அபாயம் இருக்கின்றன. எனவே அந்தந்த கம்பெனி விளம்பரம் சொல்லும் பொருட்களை வாங்கிப் பயன்படுத்துங்கள் என்பதை மட்டுமே எல்லா விளம்பரங்களும் சொல்கின்றன. இந்த விஷயம் பெரியவர்களுக்குப் புரிகிறதோ இல்லையோ, நம் வீட்டு குழந்தைகளுக்குப் புரிய வேண்டும் என்ற நோக்கத்திலேயே கார்ட்டூன் உருவங்களும், விளம்பர மொழியும் பிரயோகிக்கப் படுகின்றன.

குழந்தைகள் மூலமாக ஒரு பொருளை மார்க்கெட் செய்வது ரொம்ப சுலபம். அதனால் தான் பெரியவர்களை விட்டு விட்டு, தங்கள் கம்பெனி பப்ளிசிட்டிக்காக குழந்தைகளை குறிவைக்கின்றன விளம்பரங்கள்.

இந்த விளம்பரங்கள் சொல்வது போல கிருமிகள் பயங்கரமானவையா? என்பதை அப்புறம் பார்க்கலாம். முதலில் விளம்பரங்களில் காட்டப்படுவது போல ஒரு டார்ச் லைட்டாலோ, ஸ்பெஷல் கிருமி லைட்டாலோ அல்லது ஒரு சோப் ஆயிலாலோ கிருமிகளைக் கண்டுபிடித்து விட முடியுமா? கிருமிகளைக் கண்டுபிடிக்கும் ஒரு டார்ச் லைட் நம் கையில் கிடைத்தால் எவ்வளவு வசதியாக இருக்கும்?

கிருமிகளைக் கண்டுபிடிக்க மருத்துவத் துறையில் பல்வேறு பரிசோதனைகள் உள்ளன. இன்றைய மருத்துவத் துறையில் பயன்பாட்டில் இருக்கும் எலக்ட்ரானிக் மைக்ரோஸ்கோப்பால் கூட சில கிருமிகளைப் பார்க்க முடியாது. ஏனென்றால், கிருமிகள் என்று நாம் அழைக்கும் பல வைரஸ்கள் அவ்வளவு நுண்ணியவை. அவற்றை ஒரு சாதாரண டார்ச் லைட்டை வைத்து, ஜெர்ம் பில்ட் அப் என்ற கற்பனைக் கருவியை வைத்தோ கண்டுபிடித்து விட முடியாது. விளம்பரத்தில் வரும் கிருமி கண்டுபிடிப்புக் கருவிகள் அனைத்தும் கற்பனையில் உதித்தவை. அப்படி ஒன்று உலகிலேயே கிடையாது. இன்னும் சொன்னால் விளம்பரத்தில் வெள்ளைக் கோட்டு சகிதமாய் அமேசான் காடுகளில் மருந்தைத் தேடி ஓடும் டாக்டர்கள் யாரும் உண்மையான டாக்டர்கள் இல்லை.

எப்படி விளம்பர நடிகர்கள் டாக்டர்களாக நடிக்கிறார்களோ அதே போலத்தான் அறிவியல் என்ற பெயரில் பொய்களை தங்கள் விற்பனைக்குச் சாதகமாகப் பரப்புகிறார்கள். தொலைக்காட்சி விளம்பரங்களின் தாக்கத்தால் நம் வீட்டில் எண்ணற்ற பொருட்கள் கிருமிகளின் தயவால் வந்து குவிகின்றன.

சில ஆண்டுகளுக்கு முன்பு பன்றிக்காய்ச்சல் என்ற நோய் மிக வேகமாகப் பரவுவதாக நாம் கேள்விப்பட்டிருப்போம். பன்றிக்காய்ச்சலுக்கு காரணமாகக் கூறப்பட்டது ஹெச் 1 என் 1 என்ற வைரஸ். இந்தக் கிருமியைப் பற்றியும், காய்ச்சலைப் பற்றியும் விழிப்புணர்வை ஏற்படுத்துவதற்காக "பன்றிக்காய்ச்சல் விழிப்புணர்வு ஊர்வலம்" ஒன்றை சென்னையில் நடத்தினார்கள். காய்ச்சல் குறித்து விழிப்புணர்வை ஏற்படுத்துவதும், அது குறித்த தற்காப்பு நடவடிக்கைகள் எடுக்கப்படுவது நல்ல விஷயம்தான். ஆனால் விழிப்புணர்வு ஊர்வலத்தில் என்ன நடந்தது தெரியுமா?

ஊர்வலத்தில் கலந்து கொண்ட மருத்துவர்கள், மருத்துவ மாணவர்கள், பேராசிரியர்கள் அனைவரும் ஒரு முகமூடியை (மாஸ்க்) அணிந்து கலந்து கொண்டார்கள். அந்த முகமூடி ஊர்வலம் கிருமி பற்றிய விழிப்புணர்வை மக்களிடம் ஏற்படுத்தியது. அதெல்லாம் சரி... பன்றிக்காய்ச்சலுக்கும், ஊர்வலத்தில் பயன்படுத்தப் பட்ட முகமூடிக்கும் என்ன சம்பந்தம்? இந்த முகமூடியை அணிந்து கொண்டால் கிருமி தாக்கத்திலிருந்து தப்பி விடலாம் என்ற செய்தியை அந்த ஊர்வலம் மௌனமாகப் பரப்பியது. ஒரு மாஸ்கை வாங்கி அணிந்து, பன்றிக்காய்ச்சல்

வைரஸை துரத்தி விட்டால் நல்லது தானே? கிருமியிலிருந்து தப்பி விடலாமே? அப்படி நினைத்துத்தான் தமிழகத்தின் எல்லா பகுதிகளிலும், குறிப்பாக பெரு நகரங்களில் எல்லாம் அந்த முகமூடி விற்றுத் தீர்ந்தது. ரோட்டில் நடப்பவர்கள், வாகனம் ஓட்டுபவர்கள்... என எல்லா தரப்பு மக்களும் ஊர்வலத்திற்குப் பின்னால் முகமூடிகளோடு திரிந்தார்கள்.

உடனடி விழிப்புணர்வு ஏற்பட்டு, எல்லா மக்களும் தங்களைப் பாதுகாத்துக் கொண்டதால் பன்றிக்காய்ச்சலுக்குக் காரணமான கிருமிகள் திரும்பிப் போய்விட்டன என்று இன்னும் நம்புகிறவர்கள் கூட உண்டு. கிருமிகளுக்கு எதிராகப் பயன்படுத்தப்பட்ட அந்த முகமூடி எதனால் செய்யப்பட்டது? சாதாரணமாக நாம் சட்டை தைக்கப் பயன்படுத்தும் துணியால் தான். சரியாகச் சொன்னால், நாம் சட்டைக்குப் பயன்படுத்தும் துணியில் கூட நூல் இடைவெளி குறைவாக இருக்கும். இந்த முகமூடியில் நூல் இடைவெளி அதிகம்.

ரோட்டில் வாகன நெரிசலைத் தவிர்ப்பதற்காக நிற்கும் நம்முடைய ட்ராபிக் போலீஸ் காற்றோடு கலந்து வரும் தூசிகளைத் தவிர்ப்பதற்காக இந்த வகை முகமூடிகளைப் பயன்படுத்துவார்கள். சில நேரங்களில் பெருநகரங்களில் டூ வீலர் பயன்படுத்தும் நம்மில் பலரே இந்த முகமூடிகளைப் பயன்படுத்தி முகத்தை குறிப்பாக மூக்கையும், வாயையும் மூடிக் கொள்வார்கள். இந்த முகமூடியைப் பயன்படுத்தும் நபர்களிடம் கேட்டுப் பாருங்கள்... இதைப் பயன்படுத்துவதால் தூசி மூக்கிலும், வாயிலும் போகாமல் இருக்கிறதா? என்று. முகமூடியின் நூல் இடைவெளியின் வழியாக மிகச்சிறிய அளவுள்ள தூசி உட்புகத்தான் செய்யும். ஆனால் அளவில் பெரியதாக இருக்கும் தூசியை முகமூடி தடுத்து விடும்.

இப்போது விஷயத்திற்கு வாருங்கள். தூசியையே முழுமையாகத் தடுக்க முடியாத இந்த முகமூடித் துணி எப்படி கிருமியைத் தடுக்கும்? அதுவும் எப்படிப்பட்ட கிருமியை? இன்றைய மின் நுண்ணோக்கிகளாலும் கண்டுபிடிக்க முடியாத வைரஸ் வகைக் கிருமிகளை தடுக்க முடியுமா?

உங்கள் வீட்டில் பதினொன்றாம் வகுப்பு அல்லது பன்னிரெண்டாம் வகுப்பில் அறிவியல் படிக்கும் மாணவர்கள் இருந்தால் அழைத்துக் கேளுங்கள். கிருமியின் அளவு என்ன? என்பதை. நம் கண்ணிற்குத் தெரியாத தூசியை விட லட்சம் மடங்கு சிறியவைதான் கிருமிகள். அதிலும் வைரஸ்கள் இன்னும் நுண்ணியவை. இவ்வளவு சிறிய

வைரஸ்கள் நம் முகமூடியின் நூல் இடைவெளியில் உட்புக முடியாதா என்ன?

நாம் அறிவியலையும் படித்தவர்கள் தான். ஆனால் தொலைக்காட்சி விளம்பரங்களோ, நம்மை திசை திருப்பும் வியாபார உத்திகளோ நம்முன் எதிர்ப்படும் போது அதை மறந்து விடுகிறோம். கிருமிகள் பற்றிய ஒரு மாய உலகத்தை நம்முள் வணிக நிறுவனங்கள் ஏற்படுத்தி உள்ளன.

உண்மையில் கிருமிகள் என்னதான் செய்கின்றன?

3

கிருமிகளைப் பற்றி தொலைக்காட்சி விளம்பரங்கள் என்ன சொல்கின்றன? என்பதையும், கிருமிகளைப் பற்றி நமக்கு என்ன பிம்பத்தை தருகின்றன என்பதையும் பார்த்தோம்.

உண்மையிலேயே கிருமிகள் என்ன செய்கின்றன என்பதைப் பார்க்கலாம்.

நவீன அறிவியலின் படி கிருமிகள் இரண்டு வகை. ஒன்று - நன்மை செய்யும் கிருமிகள். இன்னொன்று - தீமை செய்யும் கிருமிகள். முதலில் நாம் கிருமிகள் செய்யும் நன்மை பற்றியும், அவை எங்கு வாழ்கின்றன என்பதையும் அறியலாம்.

இயற்கையின் படைப்பில் கிருமிகள் தான் ஆதி உயிரினம். ஆறறிவு மனிதன், ஐந்தறிவு விலங்குகள், நான்கறிவு முதல் மூன்றறிவு வரை கொண்ட உயிரினங்கள், இரண்டறிவு புழுக்கள்... இவற்றுக்கு எல்லாம் முன்பே இவ்வுலகத்தில் தோன்றியவை கிருமிகள்தான்.

இந்தக் கிருமிகள் தான் இயற்கை சுழற்சியின் ரகசியம். ஒரு பொருளை, இன்னொன்றாக பரிணாம மாற்றமடையச் செய்வதில் கிருமிகளின் பங்கு மிக முக்கியமானவை. அவை இல்லாத இடமே இல்லை எனும் அளவிற்கு எல்லா இடங்களிலும் நீக்கமற நிறைந்திருக்கின்றன. நீரிலும், நிலத்திலும், காற்றிலும் கிருமிகள் வாழ்கின்றன என்று ஒற்றை வரியில் சொல்லி முடித்து விட முடியாது.

மிகப்பெரியதாக பரந்து விரிந்திருக்கும் கடலின் அடியிலுள்ள வெந்நீர் ஊற்றுக்களிலும், நிலக்கரிச் சுரங்கங்களில் ஆழமாகத் தோண்டப்பட்ட கரிக்குழிகளிலும், பாறைகளிலும் கூட கிருமிகள் வாழ்ந்தபடியே இருக்கின்றன. மனிதர்கள் பயந்தோடும் எரிமலையின் லாவாக் குழம்புகளிலும் கூட கிருமிகள் வாழ்கின்றன. இங்கெல்லாம் கிருமிகள் என்ன செய்து கொண்டிருக்கின்றன?

இயற்கையின் மாற்றங்களுக்கு அடிப்படைக் காரணமான வேதியியல், உயிரியல் சுழற்சியை கிருமிகள் செய்து கொண்டிருக்கின்றன. இன்னும் கொஞ்சம் புரிகிற மாதிரி சொல்லலாம்.

கிருமிகள் - மரம் செய்கின்ற வேலையைச் செய்கின்றன. நாம் சுவாசம் மூலம் வெளியேற்றுகிற கார்பன் டை ஆக்சைடு எனும் கழிவுக் காற்றை மரங்கள் எடுத்துக் கொண்டு, நமக்குத் தேவையான ஆக்சிஜனை வெளியிடுகின்றன. அதே போல, உலகில் இயற்கையாக உருவாகும் கழிவுப்பொருட்களை மறுசுழற்சி செய்து நச்சுக்களை அகற்றுகிற வேலையைச் செய்வது கிருமிகள்தான். உதாரணமாக, நச்சு மிகுந்த கந்தக சல்பைடு ரசாயனத்தை பயன்பாடுள்ள கந்தக ஆக்சைடாக மாற்றுவது கிருமிகள்தான். இந்தக் கிருமிகள் கந்தகத்தை உணவாக உண்ணும் தன்மை கொண்டவை. இன்னும் சில கிருமிகள் உலோகங்களை உணவாகக் கொண்டவை. இவ்வகைக் கிருமிகள் தங்கம், வெள்ளி போன்ற உலோகங்களை சுரங்கங்களிலிருந்து பிரித்தெடுப்பதற்காகப் பயன்படுத்தப் படுகிறது.

ஆல்காக்கள் என்ற வகை கிருமிகள் உலகில் பல நாடுகளில் நகை தயாரிப்பின் போது கழிவு நீரில் கரைந்து வெளியேறும் தங்கம், வெள்ளி போன்ற விலை அதிகமுள்ள உலோகங்களைப் பிரித்தெடுக்க உதவுகின்றன.

அதே போல, நிலத்தடியில் இருக்கும் பாறைப் பிளவுகளில் இருந்து கசியும் நீரில் உலோகங்கள் கலந்திருப்பதை நாம் அறிவோம். இந்த கலப்பு நீரில் இருந்து தங்கம், வெள்ளி, செம்பு, யுரேனியம் போன்றவற்றின் தாதுக்களை சில வகைக் கிருமிகள் பிரித்தெடுக்கின்றன. இன்னும் சில கிருமிகள் நீரில் கரையாத சேர்மங்களை சாப்பிட்டு, நீரில் கரைகின்ற தன்மையுடைய சேர்மங்களாக மாற்றி விடுகின்றன.

இன்றைய வேதியியல் துறையில் எண்ணற்ற தொழிற்சாலைகளில் கிருமிகள் பணிபுரிகின்றன. மெக்ஸிகோ ஆறுகளில் லட்சம் கோடி பங்கில் பல பங்குகள் கலந்துள்ள தங்கத்தைப் பிரித்தெடுக்க உலோகம் தின்னும் கிருமி வகையான குளோரல்லா வல்காரிஸ் பயன்படுத்தப்படுகிறது. இப்படி வாயில் நுழையாத பெயர் கொண்ட பலவகை கிருமிகள் வேதியியல் கூடங்களிலும், சுரங்கங்களிலும் செயற்கையாக மனிதர்களுக்காக உழைத்துக் கொண்டிருக்கின்றன. இயற்கையின் வேதியியல் சுழற்சியிலும் பெரும் பங்காற்றுகின்ற உயிரிகளாக கிருமிகள் இருக்கின்றன.

கிருமிகள் செய்யும் நன்மைகளில் இன்னும் சிலவற்றைப் பார்க்கலாம்.

விளைநிலங்களில் தொடர்ந்து பயிர் செய்யும் போது மண் சோர்வடைந்து விடுகிறது. அப்போது விவசாயிகள் பயறு வகைச் செடிகளை ஒருமுறை பயிர் செய்து, மண்ணின் வளத்தைப் புதுப்பித்துக் கொள்வார்கள். இங்கு கிருமிகள் என்ன செய்கின்றன தெரியுமா? பயறு வகைத் தாவரங்களின் வேர்களில் கிருமிகள் குடியேறி, நைட்ரஜனை உரமாக மாற்றி மண் வளத்தைப் பெருக்குகின்றன.

சைவ உணவு சாப்பிடுபவர்களுக்கு சிக்கன், மட்டன் மாதிரியான சோயா உணவுகள் தயாரிக்கப்படுகிறது அல்லவா? இந்த சோயா மொச்சையின் புரதங்களை கிருமிகளின் உதவியோடு பெருக்கி, பல நாடுகளில் சோயா மீல் மேக்கர்களை உற்பத்தி செய்கிறார்கள்.

ஆக்சிஜன் இல்லாமல் உயிர்வாழும் பாக்டீரியாக்கள் சில வகை உள்ளன. அவற்றைப் பயன்படுத்தி, குளம், ஏரி போன்ற இடங்களில் நீர்ப்பரப்பின் அடித்தரையை கெட்டிப் படுத்த முடியும். நீர்க்கசிவைத் தடுப்பதற்காக இது பயன்படுகிறது.

இன்னும் சில வகைக் கிருமிகள் மின்னாற்றலை உற்பத்தி செய்து, அதனை சேமித்து வைக்கும் தன்மை படைத்தவை. இவ்வகை கிருமிகளை ஆய்வு செய்து உயிரி மின்கலம் (பயோ பாட்டரி) தயாரிக்கும் ஆய்விலும் விஞ்ஞானிகள் ஈடுபட்டுள்ளனர். நீர் மூழ்கிக் கப்பல்கள், மீயொலிகளைக் கண்டுபிடிக்கும் கருவி, கலங்கரை விளக்குகள், மின் சைகை விளக்குகள் போன்றவற்றில் இவ்வகை பயோ பாட்டரிகள் பயன்படுத்தப்பட்டு வருகின்றன.

இவ்வளவு ஏன்? பல ஆயிரம் ஆண்டுகளுக்கு நாம் போடும் பிளாஸ்டிக் குப்பைகளை இந்த மண்ணால் சிதைக்கவே முடியாது என்று கூறுகிறோமே... அந்த பிளாஸ்டிக்கை சில கிருமிகள் உண்டு பழகியிருக்கின்றன. அவ்வகை கிருமிகளை வைத்து, பிளாஸ்டிக் கழிவுகளை உருமாற்றும் ஆய்வுகள் நடந்து வருகின்றன.

இன்னும் ஏராளமான துறைகளில் கிருமிகள் இயற்கை சுழற்சியை ஏற்படுத்துகின்றன. நம் வீட்டு சமையலறையில் இட்லி மாவை

புளிக்க வைப்பது, பாலை தயிராக மாற்றுவது இப்படி பல வகைகளில் கிருமிகளின் உதவியின்றி நாம் வாழ முடியாது.

ஒருவகையில் இந்த உலகமே - கிருமிகளால் உருவானதுதான். கிருமிகளால் இயங்குவது தான். நீரின்றி அமையாது உலகு என்று சொல்வதைப் போல, கிருமிகளின்றி அமையாது உலகு என்றே சொல்லலாம்.

இந்த உலகம் பிரபஞ்ச வெடிப்பிலிருந்து உருவான போது, பூமியின் வளி மண்டலம் முழுவதும் கார்பன் டை ஆக்சைடு எனும் கரியமில வாயுவாகவே இருந்தது. இந்த வாயு மண்டலத்தை சிதைத்து ஆக்சிஜனாகவும், கார்பனாகவும் மாற்றியது வளி மண்டலக் கிருமிகள்தான். ஒன்று நாம் சொல்லும் ஓசோன் மண்டலமும் கிருமிகளின் துணையோடு உருவானதுதான்.

இவ்வளவு வேலைகளைச் செய்யும் கிருமிகள் எண்ணிக்கையில் இவ்வுலகில் வாழும் எல்லா உயிரினங்களையும் விட அதிகம். கிருமிகளின் எண்ணிக்கை குறித்து நம் விஞ்ஞானிகள் ஒரு அனுமானக் கணக்கை வெளியிட்டிருக்கிறார்கள்...

பூமியில் இருக்கும் கிருமிகளின் எண்ணிக்கை 5×10^{30}

பத்தின் மடங்கு முப்பது என்பதை, ஐந்தோடு பெருக்கிக் கொள்ளுங்கள். அதாவது,

$5 \times 1000000000000000000000,00,00,00,000$ (ஒன்று போட்டு முப்பது ஜீரோக்கள்). இவ்வளவு எண்ணிக்கையில் நம் பூமியில் கிருமிகள் வாழ்கின்றனவாம். அதிலும் 85 லட்சம் வகையான கிருமிகள் இருக்கின்றன.

இந்த கணக்கு, புரியாத பெயர்களின் அறிவியல். இவற்றை யெல்லாம் விட்டு விடுவோம். நோய் பரப்பும், தீமை செய்யும் கிருமிகள் என்று நாம் பயந்து ஓடும் கிருமிகள் 85 லட்சம் வகைகளில் ஐந்து சதவீதத்திற்கும் குறைவு என்கிறார்கள் விஞ்ஞானிகள்.

தீமை செய்யும் என்று நம்பப்படுகிற கிருமிகள் உண்மையிலேயே தீமை செய்கின்றனவா? என்பதையும், கிருமிகளால் நம் உடலில் ஏற்படும் மாற்றங்களையும் தெரிந்து கொள்ளலாம்.

4

நாம் வாழும் இவ்வுலகை உருவாக்கியது கிருமிகள் தான் என்பதையும், கிருமிகள் இல்லாத இயற்கை சுழற்சி சாத்தியமில்லை என்பதையும் பார்த்தோம்.

85 லட்சம் வகையான கிருமிகள் இவ்வுலகில் வாழ்கின்றன. இவை பிரபஞ்சம் முழுவதும் மாற்றங்களை ஏற்படுத்துகின்ற காரணிகளாக இருக்கின்றன. நம் வீட்டு சமையலறையில் இருந்து, நிலக்கரிச் சுரங்கங்கள், ஏரிகள், குளங்கள், வாயு மண்டலம் என அனைத்து சுழற்சியிலும் கிருமிகளின் பணிகள் மிக முக்கியமானவை.

கிருமிகள் எப்படி இயற்கை சுழற்சியில் பங்கு பெறுகின்றன? என்று பார்ப்போம். கிருமிகளின் வகைகளில் வாயுக்களை உணவாகக் கொள்பவை, வேதியியல் பொருட்களை உணவாகக் கொள்பவை இன்னும் இது போன்று, உலகில் உள்ள எல்லா பொருட்களையும் உணவாகக் கொள்ளக் கூடிய கிருமிகளும் உள்ளன. ஈஸ்ட், பூஞ்சை, பாக்டீரியா, ஆல்கா, வைரஸ் என்று பல வகைக் கிருமிகள் விதம் விதமான உணவுகளை உண்டு வாழ்கின்றன.

நாம் உணவு என்று சொன்ன உடனேயே நாம் சாப்பிடுகிற உணவு வகைகள் தான் நமக்கு நினைவுக்கு வரும். ஆனால் ஒவ்வொரு உயிரினத்திற்கும் உணவு என்பது வெவ்வேறானது. உதாரணமாக, மனிதர்கள் தங்கள் உடலை தூய்மைப்படுத்த தண்ணீரைப் பயன்படுத்துவோம். உலகிலேயே மிகத் தூய்மையானது நம்மைப் பொறுத்த வரை தண்ணீர்தான். ஆனால், நாம் வீட்டில் வளர்க்கும் நாய்களைக் கவனியுங்கள். அவற்றை நாம் தண்ணீரால் குளிக்க வைத்தால் அவை தங்கள் நாக்கினால் தண்ணீரைத் தூய்மைப் படுத்திக் கொள்ளும்.

நமக்குத் தான் தண்ணீர் தூய்மையானது. ஆனால் விலங்குகளில் சிலவற்றுக்கு தங்கள் உமிழ்நீர் தான் தூய்மையானது. எனவே தான் தங்கள் எச்சிலைப் பயன்படுத்தி தண்ணீரை துடைத்துக் கொள்ளும். அது போலத்தான் உணவும்.

கிருமிகள் சாப்பிடும் உணவுகள் - பெரும்பாலும் நாம் கழிவு என்று புறக்கணிப்பவை. இப்படி கழிவுகளைச் சாப்பிட்டு உலகை சுத்தம் செய்கின்ற வேலையை கிருமிகள் செய்கின்றன. அதே போல, வேதிப்பொருட்கள் கூட்டாக அமைந்துள்ள கலவையில் ஒரு வேதிப்பொருளை மட்டும் கிருமிகள் உணவாகக் கொள்ளும் போது, மூலக்கூறு சேர்மானங்கள் உடைந்து - உருமாறுகின்றன. இதனால் வேதியியல் கூறுகள் மாற்றமடைகின்றன. உதாரணமாக, கரியமில வாயு என அழைக்கப்படும் கார்பன் டை ஆக்சைடில் கார்பனும், ஆக்சிஜனும் கலந்திருக்கின்றன. வளி மண்டலத்தில் இருக்கும் ஒரு வகைக் கிருமி இந்த பிணைப்பை உடைத்து விடுகின்றன. அதன் விளைவால் ஆக்ஸிஜனும், கார்பனும் தனித்தனியாகப் பிரிந்து விடுகின்றன. நமக்கு சுவாசிக்க ஆக்ஸிஜன் கிடைக்கிறது.

இந்த வகை கிருமிகளைப் பயன்படுத்தி செவ்வாய், புதன் போன்ற கிரகங்களில் ஆக்ஸிஜனை உருவாக்க முடியுமா? என்ற முயற்சியை விஞ்ஞானிகள் செய்து கொண்டிருக்கின்றனர்.

கிருமிகளின் இயல்பு ஒன்றை இன்னொன்றாக மாற்றுவதில் பங்கு பெறுவது தான். மாற்றங்களுக்கான அடிப்படைக் காரணி கிருமிகள் தான். இதைப் புரிந்து கொண்டு கிருமிகள் தொடர்பான ஒவ்வொரு நன்மையையும் ஒருமுறை யோசித்துப் பார்த்தால் கிருமிகளின் வேலை? என்ன என்பது புரியும்.

உலகம் முழுக்க வாழும் கிருமிகள் நமக்கு நன்மை செய்து வருகின்றன. அதெல்லாம் சரி... நம் உடலுக்குள் கிருமிகள் என்ன செய்கின்றன? நன்மையா? தீமையா?

உடல் பற்றி நாம் பார்ப்பதற்கு முன்னால் ஒரு விஷயத்தில் நாம் தெளிவடைய வேண்டும். இந்த உலகம் உருவானது கிருமிகளின் துணையோடு. இந்த உலகம் மாறுதல் அடைவது கிருமிகளால். அப்படியானால் இந்த உலகமே கிருமிகளுடையதுதான். இயற்கையின் படைப்பான இவ்வுலகின் தவிர்க்க முடியாத அங்கம் தான் - கிருமிகள். அவற்றை அழித்து விட்டு, மனிதர்கள் மட்டும் உயிர் வாழ்வது சாத்தியமில்லை.

நம்முடைய உடலில் கிருமிகள் என்ன செய்து கொண்டிருக்கின்றன? உலகில் மாற்றங்களை உருவாக்கும் கிருமிகள் அதே விதமான வேலைகளை நம் உடலிலும் செய்து கொண்டிருக்கின்றன.

நம் உடலின் ஒவ்வொரு மாற்றத்திற்கும் அடிப்படையாக அமைவது கிருமிகளின் வேலைகள் தான். நாம் உண்ணும் உணவு செரிப்பதில் இருந்து, அவை ஊட்டச்சத்துக்களாக மாற்றப்படும் வரை கிருமிகளின் பணி என்பது மிக முக்கியமானது. மனித உடலில் சராசரியாக சுமார் 90 ட்ரில்லியன் கிருமிகள் வாழ்ந்து வருவதாக மருத்துவ விஞ்ஞானிகள் கூறுகின்றனர்.

இந்தக் கிருமிகள் நம் உடலில் உணவு செரித்தல், கழிவுகளை அகற்றுதல், ஒரு தன்மையில் இருந்து இன்னொரு தன்மைக்கும் உணவையும், கழிவுகளையும் மாற்றுதல் போன்ற வேலைகளைச் செய்கின்றன. உலகம் உருவாவதற்கும், அது இயங்குவதற்கும் எப்படி கிருமிகள் காரணமோ அதே போல உடல் உருவாவதற்கும், அதன் சத்துக்கள் உருவாவதற்கும், உடல் இயங்குவதற்கும் கிருமிகள் தான் காரணம்.

இப்படி நமக்காக ஒவ்வொரு விநாடியும் உலகிலும், உடலிலும் வேலை செய்யும் கிருமிகளை - நன்மை செய்யும் கிருமிகள், தீமை செய்யும் கிருமிகள் என்று இரண்டாகப் பிரித்துக் கொள்கிறோம். கிருமிகளில் ஒரு பகுதி உண்மையிலேயே தீமை செய்கின்றனவா? இல்லையா? என்பதை அப்புறம் பார்க்கலாம். ஆனால், கிருமிகளுக்கு நாம் என்ன செய்கிறோம்?

கிருமிகளில் சில தீமை செய்கின்றன என்ற எண்ணத்தில் நாம் அவற்றைக் கொல்வதற்காக பல சதித்திட்டங்களைத் தீட்டுகிறோம். உடலுக்கு வெளியே நாம் செய்யும் வேலைகளில் உலகின் மாற்றத்தைத் தீர்மானிக்கும் கிருமிகள் தற்காலிகமாக அழிந்து விடுகின்றன. பின்பு, அவை மீண்டும் பிறக்கின்றன. ஆனால், உடலிற்குள் இருக்கும் கிருமிகளை நாம் என்ன செய்கிறோம்?

தீமை செய்யும் வைரஸ், பாக்டீரியாக்கள் போன்றவற்றை அழிப்பதற்காக நாம் ஆன்டிபயாட்டிக் என்ற மருந்துகளைச் சாப்பிடுகிறோம். ஆன்டி பயாட்டிக் என்றால் என்ன? பயோ என்றால் உயிர். ஆன்டி என்றால் எதிரான என்று பொருள். இதைத் தமிழில் சொல்வதானால் நுண்ணுயிர்க்கொல்லிகள் என்று அழைக்கலாம்.

நுண்ணுயிர்க் கொல்லி மருந்துகளை நாம் சாப்பிடும் போது என்ன நடக்கிறது? நம் உணவுக் குழாய் வழியே உள்ளே செல்லும் நுண்ணுயிர்க் கொல்லி - அங்கு வாழும் எல்லாவிதமான

கிருமிகளைக் கொல்கிறது. கிருமிகளில் பெரும்பாலானவை நன்மை செய்பவை என்று விஞ்ஞானிகள் ஒருபுறம் கூறினாலும், நன்மை செய்யும் கிருமிகளை வளர்ப்பதற்கு என்று எந்த விஷயத்தையும் இன்னும் நாம் கண்டுபிடிக்கவில்லை. அதற்கு மாறாக, உடலில் வாழும் எல்லா விதமான கிருமிகளையும் கொல்லும் மருந்துகளை உள்ளே அனுப்புகிறோம்.

நாம் சாப்பிடும் நுண்ணுயிர்க்கொல்லிகள் நல்ல பாக்டீரியாக்களை ஒரு புறம் ஒதுங்கச் சொல்லிவிட்டு, கெட்ட பாக்டீரியாக்களை மட்டும் தனியே அழைத்து அழிக்குமா என்ன? எல்லா விதமான நுண்ணுயிர்களையும் - அவை உடல் மாற்றத்திற்கு எந்த வகையில் உதவும் என்றெல்லாம் கேள்வி கேட்டுக் கொண்டிராமல் - கொல்வதுதான் நுண்ணுயிர்க்கொல்லிகளின் வேலை. இப்படி கொல்லப்படும் நுண்ணுயிர்களால் உடலின் நன்மைக்கான வேலைகளும் நின்று விடுகின்றன. அதனால் ஏற்படும் தொந்தரவுகளைத் தான் நாம் மருந்துகளின் பின் விளைவுகள் என்று அழைக்கிறோம்.

அதனால்தான் சமீபத்தில் நடைபெற்ற குழந்தைகள் சிறப்பு மருத்துவர்கள் மாநாட்டில் நுண்ணுயிர்க் கொல்லி மருந்துகளை குழந்தைகளுக்கு பரிந்துரைக்கக் கூடாது என்ற முடிவை நம் நாட்டு ஆங்கில மருத்துவர்கள் அறிவித்தார்கள். தமிழ்நாடு மக்கள் நல்வாழ்வுத்துறை அமைச்சகமும் தன் பங்கிற்கு காய்ச்சல், சளி போன்றவற்றிற்காக ரசாயன மருந்துகளை பரிந்துரைக்கக் கூடாது என்று மருத்துவர்களுக்கு அறிவுறுத்தியுள்ளது.

உலகில் வாழும் நுண்ணுயிர்களையும், நம் ஆரோக்கியத்திற்காக உடலில் வாழும் நுண்ணுயிர்களையும் நாம் தான் ஓட ஓட விரட்டிக் கொல்கிறோம். ஆனால், கிருமிகள் நம்மை பயமுறுத்துவதாகவும், நோய்களை ஏற்படுத்துவதாகவும் சொல்லிக் கொள்கிறோம்.

தீமை செய்யும் கிருமிகள் - உண்மையிலேயே என்ன தீமைகளைச் செய்திருக்கின்றன? வாருங்கள் விரிவாகப் பார்க்கலாம்...

5

உலகிலும், உடலிலும் கிருமிகள் எந்த வகையில் நமக்கு உதவுகின்றன என்பதைப் பார்த்தோம். இப்படி நன்மை செய்யும் கிருமிகளை நன்மை செய்யும் நுண்ணுயிர்கள் என்று விஞ்ஞானிகள் அழைக்கிறார்கள். கிருமிகளில் இன்னொரு பிரிவான தீமை செய்யும் கிருமிகள் எப்படி தீமை செய்கின்றன? அவை என்னவெல்லாம் தீமை செய்திருக்கின்றன?

கிருமிகள் செய்யும் மிக முக்கியமான தீமையாக சொல்லப்படுவது - நோய்களை ஏற்படுத்துவது. ஆரோக்கியமான மனித உடலில் புகுந்து எதிர்ப்பு சக்தியை சீர்குலைத்து, உடலின் இயக்கத்தை பாதிப்பதாக மருத்துவம் கூறுகிறது. நன்றாக வாழ்ந்து கொண்டிருக்கின்ற ஒரு மனிதனின் உடலில் கிருமிகள் புகுந்து கொண்டால் அவன் நோய்வாய்ப்படுவான். இப்படி சொல்லித்தான் ஒவ்வொரு பன்னாட்டு நிறுவனமும் நாம் நோய்வாய்ப்படாமல் இருப்பதற்காக நமக்கு உதவிக் கொண்டிருக்கிறார்கள். நாம் ஆரோக்கியமாக இருக்க வேண்டும் என்பதில் பல நிறுவனங்களுக்கு நம் அம்மாவை விட அதிக அக்கறை இருக்கிறது.

அப்படியானால், இந்த தீமை செய்யும் கிருமிகளை ஒட்டுமொத்தமாக அழித்து விட்டால் எந்த மனிதனும் நோய்வாய்ப் படமாட்டான் அல்லவா? இங்குதான் சிக்கல் இருக்கிறது. தீமை செய்யும் கிருமி என்பது ஒன்று அல்ல. பல வகையான கிருமிகள் தீமை செய்கின்றன. பாக்டீரியாக்கள், வைரஸ்கள் என்று ஒவ்வொரு நோய்க்கும் ஒவ்வொரு கிருமி காரணம். உதாரணமாக டைபாய்டு காய்ச்சல் ஏற்படுவதற்கு டைபாய்டு கிருமிகளும், பன்றிக்காய்ச்சல் ஏற்படுவதற்கு ஹெச் 1 என் 1 வைரசும், டெங்கு காய்ச்சல் ஏற்படுவதற்கு ஆர்போ வைரசும் காரணம். மஞ்சள் காமாலை ஏற்படுவதற்கு ஒரு வைரசும், வயிற்றுப்போக்கு ஏற்படுவதற்கு ஒரு பாக்டீரியாவும் காரணமாக இருக்கின்றன. இப்படித்தான் நம் மருத்துவ அறிவியல் கிருமிகளின் தீமைகளைப் பட்டியலிடுகிறது.

இங்கு ஒரு கேள்வி பிறந்தே ஆக வேண்டும். எல்லா மனிதர்களையும் இந்த தீமை செய்யும் கிருமிகள் பதம் பார்த்து விடுகின்றனவா?

உதாரணமாக, சமீபத்தில் வந்த மெட்ராஸ் ஐ - ஒரு வைரஸ் நோய்தான். இது ஒரு நபரிடமிருந்து இன்னொரு நபருக்கு பரவும் கண் நோய் என்று நம்பப்படுகிறது. (என்னது நம்பப்படுகிறதா... அப்ப இது உண்மையில்லையா..? என்ற உங்கள் கேள்வி புரிகிறது... இப்போதைக்கு உங்கள் கேள்வியை ஒருபுறம் ஒதுக்கி வையுங்கள். நாம் கிருமிகளைத் தொடரும் போது அது உண்மையா? நம்பிக்கையா? என்று புரிந்து கொள்ளலாம்.) அப்படி பரவும் மெட்ராஸ் ஐ ஒரு குடும்பத்தில் எல்லா நபர்களுக்கும் வந்து விடுகிறதா? சில மாதங்களுக்கு முன்பு பரவியதாக நம்பப்பட்ட டெங்கு காய்ச்சல் ஒரு குடும்பத்தில் வந்த போது எல்லா நபர்களையும் பாதித்ததா?

நோய் பாதிப்பு அல்லது வைரஸ் தொற்று என்பது எல்லா நபர்களுக்கும் வருவதில்லை. ஒரு குடும்பத்தில் ஐந்து நபர்கள் இருந்தால் அதில் இரண்டு அல்லது மூன்று நபர்களுக்கு மட்டும்தான் வருகிறது. இன்னும் சில குடும்பங்களில் ஒரு நபருக்கு வருகிறது, பிற நபர்களுக்கு தொந்தரவு ஏற்படுவதில்லை. தீமை செய்யும் கிருமிகளுக்கு ஏன் இந்த பாரபட்சம்? பாக்டீரியாக்களுக்கும், வைரஸ்களுக்கும் சில மனிதர்களைப் பிடிப்பதில்லையா என்ன? ஏன் இவ்வாறு பரவுகிறது?

நம்முடைய மருத்துவ ஆய்வுகள் பாதிக்கப்பட்டவரை வைத்துத்தான் ஆய்வு செய்யும். இந்த ஆய்வுகள் மூலம் பாதிப்பையும், பாதிப்பின் வகைகளையும் கண்டுபிடிக்கலாம். ஆனால் தீர்வைக் கண்டுபிடிக்க வேண்டுமானால் - அதே குடும்பத்தில் யாருக்கு பாதிப்பு ஏற்படவில்லையோ அவரை ஆய்வு செய்தால் உண்மையைக் கண்டிபிடித்து விடமுடியும். தீமை செய்யும் கிருமிகளில் இருந்து அவர் மட்டும் எப்படித் தப்பித்தார் என்று அவருடைய உடல் சொல்லிவிடும்.

இப்படி ஆய்வு செய்து தீர்வைக் கண்டுபிடிக்க வேண்டிய அவசியமெல்லாம் நமக்கு இல்லை. இதற்கான விடை ஏற்கனவே நமக்குத் தெரியும்.

தீமை செய்யும் கிருமிகள் ஏன் சிலரை மட்டும் பாதிக்கின்றன? பலரை பாதிப்பதில்லை? நம்முடைய மருத்துவ விஞ்ஞானிகள்

இதற்கு பதில் சொல்லியிருக்கிறார்கள். உங்கள் உடலின் எதிர்ப்பு சக்தி சரியாக இருந்தால் தீமை செய்யும் கிருமிகள் உங்கள் உடலுக்குள் செல்ல முடியாது. எதிர்ப்பு சக்தி பலவீனமாக உள்ள நபர்களை மட்டும் தான் தீமை செய்யும் பாக்டீரியாக்களும், வைரஸ்களும் பாதிக்கின்றன.

எதிர்ப்பு சக்தி சரியாக உள்ள நபர்களை உலகிலுள்ள அனைத்து வகை கிருமிகளும் வெறுத்து ஒதுக்குகின்றன. அதில் குறைபாடுள்ள நபர்களை மட்டுமே தேடி வருகின்றன. அப்படியானால், தீமை செய்யும் கிருமிகளில் இருந்து நாம் தப்பிக்க என்ன வழி?

மூன்று வழிகள் இருக்கின்றன. ஒன்று கிருமிகள் நமக்குள் வந்த பிறகு அவற்றை விஷம் கொடுத்து கொல்வது. அப்படிக் கொல்லும் போது உங்கள் உறுப்புகளில் ஒன்றிரண்டு பாதிக்கப்பட்டால் அதற்கு மருந்துகள் பொறுப்பேற்காது. தீவிரவாதிகளைச் சுட்டுக் கொல்லும் போது ஒன்றிரண்டு பொதுமக்கள் இறந்து விடுவதைப் போல.

இரண்டாவது வழி உலகிலுள்ள எல்லா தீமை செய்யும் கிருமிகளையும் கொன்று விடுவது. நன்மை செய்யும் கிருமிகளுக்கும், தீமை செய்யும் கிருமிகளுக்கும் வேறுபாடு என்பது அவை செய்யும் செயலில் தான். எனவே அவற்றை முன்பே கண்டுபிடிப்பதோ, எல்லா கிருமிகளையும் அழித்து விடுவதோ ஆகாத வேலை. நாம் கண்ணிற்குத் தெரிகிற கொசுக்களை அழித்த கதைதான் உலகிற்கே தெரியுமே! 1700 ஆம் ஆண்டுகளிலேயே கொசுக்கள் மனிதர்களுக்கு தொல்லை தரும் உயிரினமாக இருப்பது கண்டுபிடிக்கப்பட்டது. பல மருத்துவ வரலாறுகள் அதை உறுதிப்படுத்துகின்றன. அப்போது இருந்து நூற்றுக்கும் அதிகமான உலக நாடுகள் கொசு ஒழிப்புத்திட்டங்களை செயல்படுத்தி வருகின்றன. சுமார் முந்நூறு வருடங்களுக்குப் பின்னால் - இப்போது கொசுக்களின் நிலை என்ன? உலகமே எதிர்த்தும் அழிக்க முடிந்ததா? சரியாகச் சொன்னால், கொசுக்கள் இப்போது பெருகியிருக்கின்றன. உலகம் முழுவதும் முந்நூறு ஆண்டுகளாக செயல்படுத்தப்பட்ட கொசு ஒழிப்புத்திட்டங்களுக்கு ஒதுக்கப்பட்ட தொகை எவ்வளவு இருக்கும்? அதை வைத்து இந்த உலகிலுள்ள அனைவருக்கும் பல ஆண்டுகள் உணவு வழங்கலாம். அவ்வளவு தொகை இருக்கும்.

இப்படி கண்ணிற்குத் தெரியும் கொசுக்களை நம்முடைய முந்நூறு ஆண்டுகால முயற்சி அழிக்க வில்லை. கண்ணிற்கே தெரியாத கிருமிகளை அழித்து விட முடியுமா? அதுவும் சாத்தியமில்லை.

மூன்றாவது வழி - கிருமிகள் நுழைய முடியாத அளவிற்கு நம்முடலின் எதிர்ப்பு சக்தியை சரியாக வைத்துக் கொள்வது.

இதில் எந்த வழி எளிமையானது? எதிர்ப்பு சக்தியை சரியாக வைத்துக் கொண்டோமானால் உலகிலுள்ள எந்த வகை கிருமியானாலும் நம் உடலில் புக முடியாது என்று சொல்கிறது அறிவியல். எளிமையான இந்த வழியை விட்டு விட்டு உலகம் முழுவதும் நிறைந்திருக்கிற என்பத்தைந்து லட்சம் வகை கிருமிகளுக்கும் தனித்தனி விஷங்கள் கண்டுபிடித்து, பாதிக்கப்பட்டவர்களுக்கு கொடுப்பது சாத்தியமா? எளிமையான வழியை மறந்து விட்டு, ஏன் மருந்துக் கம்பெனிகள் கிருமிகளைக் கொல்வதிலேயே குறியாக இருக்கின்றன?

இதற்கு பதில் தெரிய வேண்டுமானால் மருத்துவ ஆய்வுகள் பற்றி நாம் தெரிந்து கொள்ள வேண்டும். நம் நாட்டில் மருத்துவ ஆய்வுகளைச் செய்வது யார் என்று தெரியுமா? மக்கள் நலன் காக்க வேண்டிய அரசுகள் மருந்து கண்டுபிடிக்கிற ஆய்வுகளைச் செய்வதில்லை. அதற்குப் பதிலாக, மிகப்பெரிய பன்னாட்டு மருந்து நிறுவனங்கள் ஆய்வு மேற்கொள்கின்றன. தனியார் நிறுவனங்கள் ஆய்வு செய்யும் போது அதற்கு ஆகும் செலவை ஈடு கட்டவும், லாபம் சம்பாதிக்கவும் கண்டுபிடிக்கும் மருந்துகளின் காப்புரிமையை தாங்களே வாங்கிக் கொள்கின்றன. அப்புறம் அவர்கள் நிர்ணயிப்பதுதான் விலை. ஒரு மருந்து கண்டுபிடிக்க ஆகும் செலவு எவ்வளவு தெரியுமா? சுமார் ஆயிரத்து அறுநூறு கோடி ரூபாய். இவ்வளவு பணத்தையும், பல ஆண்டுகள் உழைப்பையும் செலவளித்த நிறுவனங்கள் சேவை செய்யவா வந்திருக்கின்றன? எனவே எல்லா ஆய்வுகளும் வணிக அடிப்படையில் செய்யப்படுபவை தான்.

எனவே தான் எளிமையான தீர்வுகள் கம்பெனிகளுக்கு அவசியமில்லை. வலிமையான லாபம் தரும் வழிகள் தான் தேவை. இதனால் தான் சரியான எதிர்ப்பு சக்தியைப் பெற என்ன செய்ய வேண்டும்? என்று கம்பெனிகள் பரிந்துரைப்பதில்லை. நம்முடைய முன்னோர்கள் பின்பற்றிய மரபுவழி அறிவியல் எதிர்ப்பு சக்தியை வலுப்படுத்தும் வழிகளை நமக்குக் கற்றுத் தந்திருந்தது. கிராமத்து தாத்தாக்கள் படிப்பறிவு இல்லாதவர்கள். அவர்களுடைய வாழ்முறையிலே என்ன அறிவியல் இருந்து விடப்போகிறது? என்று நாம் அவற்றை கைவிட்டோம். படித்தவர்களின் வழியைத்

தேர்ந்தெடுத்தோம். கொசு ஒழிப்புத் திட்டங்களைப் போல கிருமி ஒழிப்புத் திட்டங்களும் தொடர்ந்து கொண்டிருக்கின்றன.

தீமை செய்யும் கிருமிகள் - உண்மையிலேயே தீமைதான் செய்கின்றனவா? அவைகள் நோய்களை ஏற்படுத்துகின்றனவா? இந்தக் கேள்வியின் விடைக்கும் கார்கில் போருக்கும் தொடர்பிருக்கிறது. வாருங்கள் போர்க்களத்திற்குச் செல்லலாம்...

6

தீமை செய்யும் கிருமிகளை அழிப்பதற்கு என்ன செய்யலாம்? என்பதைப் பரிசீலித்தோம். இங்கு ஒரு கதை சொல்வது பொருத்தமாக இருக்கும்.

ஏற்கனவே நாம் அறிந்த கதைதான். ஒரு வேதியியல் ஆசிரியர் அவருடைய மாணவர்களுக்கு வகுப்பு நடத்திக் கொண்டிருந்தார். அமிலங்களைப் பற்றிய அந்த வகுப்பில் மாணவர்களுக்கு ஒரு செய்முறைச் சோதனை வைத்தார். அவர் கையில் வைத்திருக்கும் திரவத்தைப் பார்த்து அதன் நிறம், அடர்த்தி இவற்றை கவனித்து அந்த திரவம் எந்த வகை அமிலம் என்று கண்டுபிடிக்க வேண்டும். கையிலுள்ள குடுவையில் அந்த திரவத்தை காண்பித்தார் ஆசிரியர். மாணவர்களைப் பார்த்துக் கேட்டார். "இந்த திரவம் அரிக்கும் தன்மையுடைய அமிலமா? இல்லையா? என்று நீங்கள் சொல்ல வேண்டும். அதற்கு ஒரு எளிய சோதனை ஒன்று இருக்கிறது. நான் என்னுடைய பாக்கெட்டில் இருந்து ஐந்து ரூபாய் நாணயத்தை இந்த திரவத்தில் போடப் போகிறேன். அது கரையுமா? கரையாதா? என்று மட்டும் சொன்னால் போதும். நன்றாகப் பார்த்துக் கொள்ளுங்கள்..." என்று கூறியவாறு ஆசிரியர் தன் பாக்கெட்டிலிருந்த ஒரு ஐந்து ரூபாய் நாணயத்தை அந்தக் குடுவையின் அருகில் கொண்டு சென்றார்.

மறுபடியும் மாணவர்களைப் பார்த்துக் கேட்டார். "கரையுமா? கரையாதா? யாருக்கு பதில் தெரியும்?" மாணவர்கள் ஒருவரை ஒருவர் பார்த்துக் கொண்டனர். ஒரே ஒரு மாணவன் மட்டும் பதில் தெரியும் என்று கைதூக்கினான். ஆசிரியர் மகிழ்ச்சியாக மாணவனை பதில் சொல்லுமாறு சொன்னார். "இந்த திரவத்தில் உங்கள் ஐந்து ரூபாய் கரையாது" என்றான் மாணவன்.

ஆசிரியருக்கு ஒரே ஆச்சரியம். எப்படிக் கண்டுபிடித்தான்? மாணவனிடம் கேட்டார். "இந்த திரவம் அரிக்கும் தன்மையுள்ள அமிலம்தான் என்பதை எப்படிக் கண்டுபிடித்தாய்? இதன் நிறத்தை

வைத்தா?" அந்த மாணவன் பதில் சொன்னான். "அந்த அமிலத்தைப் பற்றி எனக்கு ஒன்றுமே தெரியாது. ஆனால் உங்களைப் பற்றித் தெரியும். உங்கள் ஐந்து ரூபாய் நாணயம் இதில் கரைந்து விடும் என்றால் நீங்கள் இந்த திரவத்தில் உங்கள் ரூபாயைப் போட மாட்டீர்கள்."

அமிலத்தின் தன்மையைக் கண்டுபிடிப்பதற்கு மாணவனுக்கு இரண்டு வழிகள் இருந்தன. அமிலத்தைப் பற்றி அறிந்திருப்பது அல்லது ஆசிரியரைப் பற்றி அறிந்திருப்பது. அதைப் போலவே, கிருமிகளிடம் இருந்து நாம் தப்பிப்பதற்கும் இரண்டு விதமான வழிகள் இருக்கின்றன. ஒன்று - கிருமிகளைப் பற்றி அறிந்திருப்பது. இன்னொன்று - நம் உடல் பற்றி அறிந்திருப்பது.

கிருமிகளைப் பற்றிய ஆய்வுகளைத்தான் நாம் அறிந்து கொண்டிருக்கிறோம். ஆனால் உடலின் எதிர்ப்பு சக்தியைப் பற்றி அறிந்து கொண்டிருந்தோமானால் கிருமிகளைப் பற்றிய பயம் வேண்டியதில்லை. ஏனென்றால் உடலின் எதிர்ப்பு சக்தி வலிமையாக இருக்கும் போது, எந்த விதமான கிருமிகளும் நம் உடலைப் பாதிப்பதில்லை என்பது தான் மருத்துவ அறிவியல்.

சரி. நாம் விட்ட இடத்திலிருந்து மறுபடியும் துவங்கலாம். இப்போது நாம் பார்த்த விஷயம் கிருமிகளைப் பற்றிய பயத்தை உடனடியாகப் போக்குவதற்குரிய எளிமையான வழி. ஆனால், கிருமிகளைப் பற்றி ஆழமாக அறிந்து கொண்டால் நிரந்தரமாக கிருமி பயம் நம்மை விட்டு அகன்று விடும்.

தீமை செய்யும் கிருமிகள் உண்மையிலேயே நோய்களைப் பரப்புகின்றனவா? அவற்றுக்கு நோய் பரப்பும் சக்தி இருக்கிறதா? இதற்கான பதிலை அறிந்து கொள்ள கார்கில் யுத்தம் பற்றி நாம் அறிந்து கொள்ள வேண்டும்.

கார்கில் போர் இந்தியாவிற்கும் - பாகிஸ்தானிற்கும் இடையில் 1999 ஆண்டு நடந்த சண்டை. இதில் இறந்தவர்கள் நம் பக்கத்தில் இரண்டாயிரம் வீரர்கள், பாகிஸ்தானில் மூவாயிரம் வீரர்கள். இந்த இறப்பை இரு அரசுகளும் ஏற்றுக் கொள்ளவில்லை. இரு புறமும் சில நூறு வீரர்கள் இறந்ததாகக் கணக்குச் சொல்கிறார்கள். இது உலக பொது அமைப்பின் கணக்கு. இறப்புகளைக் கடந்து எவ்வளவு செலவு ஆகியிருக்கும்?

சமீபத்தில் இந்திய அரசு கார்கில் போரின் நினைவாக ஒரு நினைவுச்சின்னம் எழுப்பியது. அதற்கு ஆன செலவு மட்டுமே நூறு கோடி ரூபாய். நினைவுச் சின்னத்திற்கே நூறு கோடி என்றால் போருக்கு எவ்வளவு செலவாகியிருக்கும்? இரண்டு நாடுகளின் இழப்புகளையும் சேர்த்தால் கணக்கு என்னவாகும்?

போர் என்றால் பெருஞ்செலவு இருக்கத்தான் செய்யும். இந்த போர்ச்செலவிற்கும் - கிருமிகளுக்கும் என்ன சம்பந்தம்? சம்பந்தம் இருக்கிறது. இந்த ஒரு போர்ச்செலவு மட்டுமல்ல; எல்லா போர்ச்செலவுகளையும் இந்தக் கிருமிகளால் தவிர்த்து விட முடியும். எப்படி.

நீரில் பரவும் கிருமிகளால் எண்ணற்ற நோய்கள் ஏற்படுவதாக மிகப்பெரிய பட்டியலே இருக்கிறது. மஞ்சள் காமாலை, காலரா, வயிற்றுப் போக்கு துவங்கி டெங்கு வரைக்கும் நீரில் பரவும் என்று நவீன அறிவியல் கூறுகிறது. இப்படி நீரில் பரவும் கிருமிகளில் ஒன்றை எந்தச் செலவும் இல்லாமல் பெற்றுக் கொள்ள முடியும். மருத்துவக் கல்லூரிகளில் பிரிசர்வில் வைத்திருப்பார்கள். அந்தக் கிருமிகளில் ஒன்றைப் பெற்று விட முடியும். இந்தக் கிருமியை ஆயுதமாக பயன்படுத்த முடியுமா? நிச்சயமாக முடியும். ஒரு கிருமியை எதிரி நாட்டில் பரவ விட்டால் போதும். நாடு முழுவதும் இருக்கும் மக்கள் எல்லாரும் நோயாளிகளாக மாறிவிடுவார்கள்.

கார்கில் போருக்கு ஆன செலவை விட, இந்தக் கிருமிகளைக் கொண்டு தாக்குதல் நடத்தினால் மிகக்குறைவாகத்தானே இருக்கும்? கிருமிகளைப் பயன்படுத்தாமல் அப்புறம் ஏன் எல்லா நாடுகளும் அணு ஆயுதங்களையே பயன்படுத்துகிறார்கள்? ஒருவேளை கிருமிகளைக் கொண்டு போர் நடத்தினால் மனிதர்களின் பாதிப்பு அதிகமாக இருக்கும் என்ற மனிதாபிமானத்தால் இருக்குமோ? அப்படி மனிதாபிமானம் காரணமாக இருந்தால் இது வரை நடந்த போர்கள் எல்லாம் மனிதாபிமானத்தின் அடிப்படையில் நடந்தவைதானா? இன்னும் புல், பூண்டு கூட முழுமையாக வளரமுடியாத அளவிற்கு ஜப்பானில் போடப்பட்ட அணுகுண்டு - ஹிரோஷிமா, நாகசாகி நகரங்களின் மீதான தாக்குதல், இன்னும் பல போர்கள் இவையெல்லாம் எதிரியை அழிப்பது என்ற நோக்கத்தில் மட்டும்தான் நடத்தப் பட்டதே தவிர, மனிதாபிமானம் பார்க்கப்படவில்லை. இப்போது

வரை விசாரிக்கப்படாத போர்க்குற்றங்களே - நம் போர்களின் அடிப்படையைச் சொல்லிவிடும்.

அப்படியானால் ஏன் கிருமிகள் போரில் பயன்படுத்தப் படவில்லை? உதாரணமாக, பாகிஸ்தானில் இருந்து இந்தியாவிற்குள் வரும் நதி எது தெரியுமா? சிந்து நதி. இன்னும் சிந்து நதியில் தண்ணீர் வந்து கொண்டுதான் இருக்கிறது. அப்படி பாகிஸ்தானில் இருந்து வரும் நதியில் நீரில் பரவும் கிருமிகளைக் கலப்பது ஒன்றும் மிகப்பெரிய வேலை இல்லையே? நதியோடு கலக்கப்படும் கிருமிகள் பல்கிப் பெருகி விடும். நதி நீரின் வழியாக இந்தியாவிற்குள் வரும் கிருமிகள் காலராவைப் பரப்பும். மஞ்சள் காமாலையைப் பரப்பும். இன்னும் பல நோய்களைப் பரப்பும்.

சரி, நீர் மூலம் பரவும் கிருமிகளையே விட்டு விடலாம். காற்று மூலம் பரவும் கிருமிகளை நாட்டின் எல்லையில் இருந்து பரப்பி விட்டால் என்ன ஆகும்? இவ்வளவு சாத்தியங்கள் இருந்தும் இப்படி ஒரு போர் உலகில் எங்குமே நடத்தப்பட வில்லையே ஏன்? கிருமிகள் பற்றி உலகம் முழுவதும் உள்ள பல்கலைக்கழகங்கள் ஒரே பாடத்தைத்தான் நடத்துகின்றன. எதிரி நாடுகளில் உள்ள அறிவியலாளர்களுக்கும் கிருமிகள் பற்றி எல்லா உண்மைகளும் தெரியும் தானே? அணு ஆயுதங்கள் தயாரிப்பதை விட, கிருமி ஆயுதங்கள் தயாரிப்பது மிக எளிமையானதும், செலவில்லாததும் தானே?

தொலைக்காட்சி விளம்பரங்களில் கிருமி பயத்தை ஏற்படுத்துகிற பல நிறுவனங்கள் இருக்கும் நாடுகளில் தாக்குதலிற்கு அவை பயன்படுத்தப் படாததன் ரகசியம் என்ன தெரியுமா? உண்மையில் கிருமிகள் தாக்குதல்களுக்கெல்லாம் பயன்படாது. அவை எந்த ஒரு மனிதனையும் தாக்குவதில்லை.

கிருமிகளால் பாதிப்பே வருவதில்லை என்றால், கிருமி பாதித்த நபர்கள் ஏன் இறந்து போகிறார்கள்? இப்போது கூட எபோலாவால் இறந்தவர்கள் எண்ணிக்கை அதிகரித்து வருகிறதே? இப்படியெல்லாம் கேள்வி வருவது நல்லதுதான். அதோடு சேர்ந்து இதையும் யோசியுங்கள். இவ்வளவு பாதிப்பை ஏற்படுத்துகிற கிருமிகளை வைத்து இதுவரை உலகில் எந்த போரும் நிகழ்த்தப்பட வில்லையே ஏன்?

கேள்விகளோடு காத்திருங்கள்...

7

கிருமிகள் - உலகிலுள்ள எல்லா நோய்களுக்கும் காரணம். அவை ஒன்று இருந்தால் பலமடங்காகப் பெருகி நோய்களைப் பரப்பும். எனவே கிருமிகளிடம் இருந்து உங்களைத் தற்காத்துக் கொள்ளுங்கள். இதுதான் கிருமிகளைப் பற்றிய இன்றைய புரிதல்.

நாம் பார்த்து வந்திருக்கிற உதாரணங்களில் இருந்து நாம் இன்னொன்றைப் புரிந்து கொண்டிருப்போம். உலகமும் - உடலும் கிருமிகளால் நன்மையையே அடைகின்றன. தீமை செய்வதாகக் கருதப்படும் கிருமி வகைகள் தான் நோய்களை உருவாக்குவதாகக் கூறப்படுகிறது. உலகில் தீமை செய்வதாக நம்பப்படும் கிருமிகளை விட, நன்மை செய்யும் கிருமிகளே மிக மிக அதிகமாக இருக்கிறது.

இப்போது நாம் புரிந்து கொள்ள வேண்டியது தீமை செய்யும் கிருமிகள் பற்றி. ஏனென்றால் நாம் கிருமிகள் என்று சொன்னவுடனேயே உலகில் வாழும் 85 லட்சம் வகையான நல்ல கிருமிகள் எதுவும் நம் நினைவிற்கு வருவதில்லை. மாறாக, தீமை செய்யும் என்று நம்பப்படுகிற ஐந்து வகைகளை மட்டுமே நாம் கிருமிகள் என்ற சொல்லால் குறிக்கிறோம்.

உலகம் முழுவதும் ஒவ்வொரு நோய்க்கும் ஒவ்வொரு கிருமி காரணம் என்று நம்பப்படுகிறது. நவீன அறிவியலின் ஒரு பகுதி அவ்வாறுதான் சொல்கிறது. அறிவியலின் ஒரு பகுதி சொல்கிறது என்றால் - கிருமிகள் தீங்கு விளைவிக்கும் என்று சொல்லாத இன்னொரு பகுதியும் அறிவியலில் உண்டா? நிச்சயமாக உண்டு. கிருமிகள் பற்றி இன்னும் சில விஷயங்களை நாம் புரிந்து கொண்ட பின்னால் அறிவியல் ஆய்வுகள் கிருமிகள் பற்றி என்ன சொல்கின்றன என்பதை நாம் பார்க்கலாம்.

நவீன அறிவியலின் கிருமிக் கொள்கையைத்தான் பன்னாட்டு வணிக நிறுவனங்கள் வியாபாரமாக்குகின்றன. எதைப்பார்த்து மக்கள் பயப்படுகிறார்களோ அங்கு நம்பிக்கையையும், எதை மக்கள் நம்புகிறார்களோ அங்கு பயத்தையும் மூலதனமாகக் கொண்டு

வியாபாரம் செய்வது தான் பன்னாட்டு நிறுவனங்களின் வணிக உத்தி. எனவே நாம் கிருமிகளுக்குப் பயப்படுகிறோம். கம்பெனி தயாரிப்புகள் கிருமிகளில் இருந்து நம்மைக் காக்கும் என்ற நம்பிக்கையை நமக்குள் ஏற்படுத்தி அவற்றை காசாக்குகிறார்கள்.

சரி... மறுபடியும் கிருமிகளுக்கே வருவோம். கிருமிகளில் நாம் பிரபலமாக அறிந்தவை - பாக்டீரியாக்கள், வைரஸ்கள். இவை இரண்டிற்கும் என்ன வேறுபாடு தெரியுமா? பாக்டீரியாக்களை சாதாரண மைக்ரோஸ்கோப்பில் பார்க்க முடியும். ஆனால் வைரஸ்கள் மிகவும் நுண்ணியவை. சில வகை வைரஸ்களை இன்றைய அறிவியலின் உயர் கண்டுபிடிப்பான எலக்ட்ரானிக் மைக்ரோஸ்கோப்பின் மூலம் கூட பார்க்க முடியாது. அவ்வளவு சிறியது.

பாக்டீரியாக்கள் பற்றிய கண்டுபிடிப்புகள் தான் நுண்ணுயிரியலின் ஆரம்பகாலத்தில் இருந்தன. இப்போது நூறு ஆண்டுகளுக்குள் தான் வைரஸ்கள் பற்றிய கண்டுபிடிப்புக்கள் துவங்கின. பாக்டீரியாக்களும், வைரஸ்களும் பல்கிப்பெருகும் தன்மை கொண்டவை. ஒன்று இரண்டாகவும், இரண்டு நான்காகவும், நான்கு பதினாறாகவும் பெருகுமாம். இதைத்தான் மல்டிபிள் இன்ஃபெக்ஷன் தியரி என்று சொல்வார்கள். அவ்வளவு வேகமாக கிருமிகள் பரவுமாம்.

பரவுவது ஒரு பக்கம் இருக்கட்டும். ஒரு சாதாரணப் பூச்சியைப் போன்றது - பாக்டீரியா. உணவு கிடைத்தால் உயிர் வாழும். விஷம் கொடுத்தால் இறந்து போகும். பாக்டீரியாக்களால் நீண்ட நாட்கள் உயிரோடு வாழ முடியாது. நிறைய வாரிசுகளை உற்பத்தி செய்து விட்டு செத்துப் போகும். ஆனால் வைரஸ்கள் அப்படி இல்லை. வைரஸ்கள் அவை வாழும் இடத்திற்குத் தகுந்தாற் போல தன் உருவத்தை மாற்றிக் கொள்ளும். அவை அங்கு வாழ்வதை அறிகுறிகள் மூலமும், அனுமானத்தின் மூலமும் தான் கண்டுபிடிக்க முடியுமே தவிர மைக்ரோஸ்கோப்புகள் மூலம் பார்த்து "இதோ இந்த வைரஸ் இங்கு வாழ்கிறது" என்று கண்டுபிடிக்க முடியாது.

பாக்டீரியாக்கள் - விலங்குகள் என்றால், வைரஸ்கள் பேய்களைப் போல. நான் சொல்லவில்லை - அறிவியல் சொல்கிறது. நவீன அறிவியலுக்கு பேய்களின் மீது நம்பிக்கை இருக்கிறதோ இல்லையோ ஆனால் வைரசைப் பற்றி அது சொல்வதெல்லாம் பேய்க்கதை போன்றே இருக்கும். அறிவியல் சொல்லும் வைரஸ்

கதைகள் ஆங்கிலத்தில் இருப்பதால் நாம் அறிவியல் என்று நம்பிக்கொண்டிருக்கிறோம்.

வைரஸ்கள் தன்னைத் தானே உருமாற்றிக் கொள்ளும் என்பதால் அவற்றுக்கு நிரந்தர உருவம் கிடையாது. அதனால் தான் விஞ்ஞானிகள் வைரஸ் நோய்களுக்கு விஷம் கண்டுபிடிப்பதற்கு மிகவும் சிரமப் படுகிறார்கள். அப்படியே வைரஸ்களுக்கு விஷம் கொடுத்தாலும் அவற்றையும் சாப்பிட்டு, வைரஸ்களின் அடுத்த தலைமுறை உயிர்வாழப் பழகிக் கொள்கிறது. வலியது ஜெயிக்கத்தானே செய்யும்?

ஒட்டும் தன்மையுள்ள களிமண்ணில் நீர் சேர்த்து அதில் பாக்டீரியாவை விட்டு விடுவார்கள். அதன் பின்பு, களிமண்ணையும், நீரையும் தனித்தனியாக வடிகட்டிப் பிரித்துப் பார்த்தால் களிமண்ணில் தான் பாக்டீரியாக்கள் இருக்கும். வடிகட்டப்பட்ட நீரில் பாக்டீரியா இருக்காது. ஆனால், இதே சோதனையையே வைரஸ்களை வைத்துச் செய்தால் வைரஸ்கள் களிமண்ணில் நிற்காது. வடிகட்டப்படும் நீரின் வழியாக கீழிறங்கி விடும்.

இவ்வாறு கீழிறங்குகிற வைரஸ் உள்ள நீரை காய வைத்தால் - ப்ரிசெர்வ் வைரஸ் கிடைக்கும். கடல் நீரில் இருந்து உப்பைப் பெறுவது போல வைரஸ் உள்ள நீரில் இருந்து வைரஸ் படிமங்களைப் பெறுவார்கள். இந்த படிமங்களில் எப்போது தண்ணீர் ஊற்றினாலும் அவை மறுபடியும் உயிரோடு வந்து விடும். தண்ணீர் வைரஸ் படிமத்தின் மீது படாத வரை வைரஸ் உறைநிலையில் இருக்கும்.

வைரஸ் கதைகள் அலாவுதீன் பூதத்தையும், கூஜாவையும் உங்களுக்கு நினைவுப் படுத்தினால் அதற்கு நான் பொறுப்பல்ல. உண்மையில் வைரஸ்கள் இப்படித்தான் இயங்குகின்றன. வைரஸ்களுக்கு சொந்த உயிர் கிடையாது. சொந்த செயல் கிடையாது. ஏதாவது உயிர்ப்பொருளின் மீது செயல்பட்டு அதனை தன்வயப்படுத்திக் கொள்கிறது. வைரஸ்கள் இப்படியெல்லாம் செய்து ஏன் உயிர்வாழவேண்டும்? நம்மை நோயாளியாக்குவதற்கா?

இல்லை. அவைகள் இப்படி போராடி உயிர்வாழ்வதற்கு மிக முக்கியமான காரணங்கள் இருக்கின்றன. அதைத் தெரிந்து கொள்வதற்கு முன்னால், கிருமிகளின் பரவல் குறித்துப் பார்க்கலாம்.

உண்மையிலேயே கிருமிகள் பல்கிப் பெருகுகின்றனவா? உதாரணமாக, ஒரு காசநோயாளி (ட்யூபர்க்ளோசிஸ்) இருமினால் அதன் மூலம்

கிருமிகள் பரவி, காற்றில் இனப்பெருக்கம் செய்து பிறருக்கும் பரவும் என்கிறது நுண்ணியிரியல். இப்படி பரவியிருந்தால் ஒரே ஒரு காசநோயாளியின் மூலம் இந்த உலகை அழித்திருக்க முடியுமே? அல்லது உலகம் தானாகவே அழிந்திருக்குமே? அப்படி பரவிய காச நோய்க்கிருமிகள் எங்கே போயின?

நோயை உருவாக்கும் என்று நம்பப்படுகிற கிருமிகள் ஒவ்வொன்றும் இனப்பெருக்கம் செய்து மனிதர்களை விட, நன்மை செய்யும் கிருமிகளை விட அதிகமாக மாறியிருந்தால் நாம் என்ன ஆகியிருப்போம்? அப்படியானால், கிருமிகள் பெருகுவது உண்மையா? அப்படிப்பெருகி இருந்தால் அவை ஏன் அழிந்து போகின்றன? இல்லையென்றால் பெருகுவதற்கு என்று பிரத்தியேகமான காரணங்கள் இருக்கின்றனவா?

இந்தக் கேள்விகள் ஒருபுறம் இருக்கட்டும். கிருமியால் பாதிக்கப்பட்ட ஒருவருக்கு நோய் வருவதாக நாம் நம்பிக்கொண்டிருக்கிறோம். அப்படியானால், நோய் முதலில் வர வேண்டுமா? கிருமிகள் முதலில் வர வேண்டுமா? நிச்சயமாக கிருமிகள் தான் முதலில் வர வேண்டும். ஏனென்றால் கிருமிகளால் தானே நோய் வருகிறது என்று சொல்கிறது நுண்ணுயிரியல்.

வாருங்கள்... நோய்களையும், கிருமிகளையும் ஆய்வு செய்வோம்.

8

கிருமிகளால் தான் நோய்கள் வருகின்றன. பரவுகின்றன. மனிதர்களைத் தாக்கி அழிக்கின்றன. கிருமிகளால் மனிதர்களின் உயிருக்கு ஆபத்து. இப்படித்தான் நாம் கிருமிகளைப் பற்றிப் புரிந்து கொண்டிருக்கிறோம்.

இந்த கிருமிகளுக்கும் மனிதர்களுக்கும் என்ன விரோதம்? ஏன் அவை மனிதர்களைக் குறி வைத்துத் தாக்குகின்றன? கிருமிகளின் அடிப்படை குணமே மனிதர்களைத் தாக்குவதுதான் என்றால் - பல லட்சம் கிருமிகள் ஏன் நன்மை செய்கின்றன?

கேள்விகள் ஒருபுறம் இருக்கட்டும். அவற்றுக்கு விடை தேடி கிருமிகளைத் தொடர்ந்து பயணிப்போம். நோய்கள் கிருமிகளால் வருகிறது என்றால் முதலில் நோய்கள் வரவேண்டுமா? கிருமிகள் வர வேண்டுமா? கொஞ்சம் யோசித்து பதில் சொல்லுங்கள்.

இது உண்மையென்றால் முதலில் கிருமிகள் தான் வரவேண்டும். அப்புறம் தான் நோய்கள் வர வேண்டும். சரி தானே?

உதாரணத்திற்கு, ஒருவருக்கு காய்ச்சல் வருகிறது. காய்ச்சல் வந்த முதல் நாளில் அவருடைய ரத்தத்தை பரிசோதிக்கிறோம். ரிப்போர்ட்டுகளைப் பார்த்து விட்டு டாக்டர் சொல்கிறார் "சாதாரணக் காய்ச்சல் தான். ரெண்டு மூணு நாட்கள் மருந்து சாப்பிட்டால் சரியாப்போகும்" என்று ஊசிகளையும், மாத்திரைகளையும் பரிந்துரைக்கிறார்.

தொடர்ந்து மாத்திரை சாப்பிட்ட நோயாளி, இரண்டு மூன்று நாட்களில் சரியாகிறார். ஆனால் மாலை நேரங்களில் காய்ச்சல் தொடர்ந்து வந்து கொண்டிருக்கிறது. மறுபடியும் டாக்டரிடம் போகிறார். இப்போது மறுபடியும் ரத்தப் பரிசோதனை. காய்ச்சல் வந்து ஐந்து நாட்களுக்குப் பிறகு டைபாய்டு கிருமியைக் கண்டுபிடிக்கிறார்கள். இப்போது டாக்டர் சொல்கிறார் "உங்களுக்கு

வந்திருப்பது சாதாரணக் காய்ச்சல் இல்லை. டைபாய்டு காய்ச்சல். தினமும் ஊசி போட்டுக் கொள்ள வேண்டும்."

இந்த நோயாளிக்கு முதலில் காய்ச்சல் வந்ததா? டைபாய்டு கிருமிகள் வந்ததா? டைபாய்டு கிருமிகள் மூலம் தான் காய்ச்சல் ஏற்பட்டது என்றால் முதலில் கிருமிகள் தானே வந்திருக்க வேண்டும். ஆனால் முதலில் பரிசோதித்த போது கிருமிகள் இல்லையே.

இதே போல், சளியைப் பற்றி யோசியுங்கள். உங்களுக்கு நுரையீரலில் சளி ஏற்படுகிறது என்று வைத்துக் கொள்ளலாம். அதனை வெளியேற்ற இருமல் உருவாகிறது. ஒன்றிரண்டு நாட்கள் இருமல் வந்தவுடன் நீங்கள் டாக்டரைச் சந்திக்கப் போகிறீர்கள். சளியைப் பரிசோதித்து வரச்சொல்கிறார் டாக்டர். ரிப்போர்ட்டுகளில் ஒன்றும் இருக்காது. டாக்டர் சொல்கிறார் "சாதாரணச் சளிதான். மாத்திரைகளைச் சாப்பிடுங்கள் சரியாகி விடும்."

தொடர்ந்து மாத்திரைகளைச் சாப்பிட்டுவிட்டு, இருமல் நிற்காமல் பத்து நாட்களுக்குப் பின் மறுபடியும் டாக்டரிடம் போகிறீர்கள். இப்போது மறுபடியும் டாக்டர் ஆன்டி பயாடிக்குகளையும், இருமலுக்கான டானிக்கையும் எழுதிக் கொடுக்கிறார். நீங்கள் மறுபடியும் மாத்திரைகளை கிலோக்கணக்கில் சாப்பிடுகிறீர்கள்.

இருமல் குறைவதும், கூடுவதுமாக சில மாதங்கள் தொடர்கிறது. இது சாதாரண இருமலா? இல்லை வேறு எதுவும் பெரிய பிரச்சினையா? என்று நீங்களே சந்தேகப்பட்டு மறுபடியும் சளியை டெஸ்ட் செய்கிறீர்கள். இப்போது டியூபர்குளோசிஸ் என்னும் காசநோய் கிருமி சளியில் இருப்பதாகச் சொல்கிறார்கள்.

முதலில் - சளி வந்த புதிதில் டெஸ்ட் செய்யும் போது ஏன் காச நோய்க் கிருமிகள் இல்லை? இப்போடு எங்கிருந்து வந்தது? வந்திருப்பது காச நோய்தான் என்றால் முதலிலேயே ஏன் கண்டுபிடிக்க முடியவில்லை? முதலில் இருமல் ஏற்பட்ட போது சாதாரண சளியாக இருந்து, அதன் பின்பு காச நோய் கிருமிகள் ஏற்பட்டிருக்குமா?

இதே போல் தான் கேன்ஸரும். சாதாரணக் கட்டியாக இருக்கும். மருந்து, மாத்திரைகளைச் சாப்பிட்டுக் கொண்டிருக்கும் போதே - ஒரு சில வருடங்களில் டெஸ்ட் செய்து பார்க்கும் போது கேன்சர் என்று சொல்வார்கள்.

முதலில் தொந்தரவுகள் வெளிப்படுகின்றன. உடனே டெஸ்ட் செய்யும் கிருமிகள் எதுவும் இல்லை. தொந்தரவுகள் தொடர்ந்து இருக்கும் போது, அது துவங்கி பல நாட்களுக்குப் பிறகு - டெஸ்ட்டுகளில் கிருமிகள் கண்டுபிடிக்கப்படுகின்றன.

இதிலிருந்து நாம் ஒரு செய்தியைப் புரிந்து கொள்ள வேண்டும். முதலில் கிருமிகள் வருவதில்லை. மாறாக, நோய்கள்தான் முதலில் ஏற்படுகின்றன. அப்புறம் தொந்தரவுகள் நீடிக்கும் போதுதான் கிருமிகள் வெளிப்படுகின்றன.

இந்த உதாரணங்களில், சளி துவங்கியபோது டெஸ்ட்டில் கிருமிகள் இல்லை என்று வந்தாலும் டாக்டர் கிருமிகளைக் கொல்லும் ஆன்டிபயாட்டிக்குகளைக் கொடுப்பார். ஏன் தெரியுமா? கிருமிகளால்தான் நோய் ஏற்படுகிறது என்று முதலிலேயே அவர் முடிவு செய்து விடுகிறார். அதனால் பொதுவாக கிருமிகளைக் கொல்லும் மருந்துகளைக் கொடுக்கிறார். சளிக்கு ஏன் பொதுவான ஆன்டிபயாட்டிக்குகளைக் கொடுக்கிறார்கள் தெரியுமா?

சளி என்பது நூற்றுக்கணக்கான கிருமிகளால் ஏற்படுகிறது மருத்துவ விஞ்ஞானிகள் நம்புகிறார்கள். அத்தனை கிருமிகளுக்கும் தனித்தனியான மருந்துகளைக் கொடுத்து கொல்ல முடியாது என்பதால் தான் பொதுவான ஆன்டிபாய்ட்டிக்குகளைக் கொடுத்து விடுகிறார்கள். இருமலை நேரடியாகக் கட்டுப்படுத்தும் டானிக்குகளைக் கொடுக்கிறார்கள்.

நோய்கள் மற்றும் கிருமிகள் பற்றி இதே மாதிரியான கேள்விகளை எழுப்பும் விதமாக ஆங்கிலத்தில் நூற்றுக் கணக்கான நூல்கள் இருக்கின்றன. அவை சுமார் நூறு வருடங்களுக்கு முன்பிருந்தே வெளிவந்து கொண்டிருக்கின்றன. ஆனால் தமிழில்..?

தமிழில் கிருமிகளைப் பற்றிய மாற்றுக் கருத்தோடு வந்த முதல் நூல் 1960 களில் வெளிவந்த இயற்கை மருத்துவம் தான். இது எழுத்தாளர் தமிழ்வாணன் எழுதிய நூல். பல்வேறு அறிவியல் ஆய்வுகளையும், ஆங்கில நூல்களையும் புரிந்து கொண்டு இந்நூல் மிக முக்கியமான படைப்பாக வெளிவந்தது.

நூலில் அவர் கூறும் அடிப்படை விஷயங்கள் குறித்து அப்புறம் பார்க்கலாம். 1892 இல் நடைபெற்ற ஒரு ஆய்வைப் பற்றி இப்போது பேசுவோம்.

பவேரியா நாட்டைச் சேர்ந்த நுண்ணுயிரியல் விஞ்ஞானி டாக்டர். பெட்டின் காஃபர் ஒரு ஆய்வை மேற்கொண்டார். தன் உயிரையே பணயம் வைத்து மேற்கொள்ளப்பட்ட ஒரு ஆய்வுக்கு தயாரானார் பேராசிரியர் பெட்டின் காபர். 1892 இல் ஒரு பெரிய கூட்டத்தைக் கொல்லக்கூடிய அளவிற்கான காலரா கிருமிகளை ஒரு டெஸ்ட் ட்யூபில் எடுத்துக் கொண்டார். உலக விஞ்ஞானிகள் முன்னிலையில் அவ்வளவு காலரா கிருமிகளையும் தண்ணீரில் கலந்து விழுங்கிக் காட்டினார்.

காலரா தாக்கி பல ஆயிரம் பேர் இறந்து கொண்டிருந்த செய்தி ஒரு புறம் உலகம் முழுவதிலிருந்தும் வந்து கொண்டிருந்தது. அதே நேரத்தில் இந்த பரிசோதனை முயற்சி நடைபெற்றது. காலரா நோய் தாக்கி பெட்டின் காபர் இறக்கப் போகிறார் என்ற எதிர்ப்பார்ப்போடு விஞ்ஞானிகள் காத்திருந்தனர்.

ஏனென்றால், காலரா கிருமிகள் ஒரு உடலைத் தாக்கியவுடன் அதன் வேலையைக் காட்டத் துவங்கும் என்று நவீன மருத்துவம் கூறுகிறது. பெட்டின் காபர் காலரா ஜூஸ் குடித்து ஒரு மணி நேரம் ஆகியும் ஒன்றும் ஆகவில்லை. இரண்டு, மூன்று... என்று பல மணி நேரங்கள் காத்திருந்தும் ஒன்றும் ஆகவில்லை.

அப்புறம் சில நாட்களில் எந்த பாதிப்பும் இல்லாமல், இதே ஆய்வை வேறொரு இடத்தில் செய்து காட்டுவதற்காக கிளம்பினார் பேராசிரியர். கிருமிகள் நம் உடலைத் தாக்கி, அழிப்பதற்காக சந்தர்ப்பம் பார்த்து காத்துக் கொண்டிருக்கிறது என்பது உண்மையென்றால், ஏன் பெட்டின் காபரை உயிரோடு விட்டு வைத்தது? இதே போல பல பரிசோதனைகளை மேற்கொண்டு முடிவுகளை வெளியிட்ட விஞ்ஞானிகள் பெயர்கள் ஏன் மறைக்கப்பட்டன?

9

நம் உடலில் தொந்தரவுகள் தோன்றுகிற போது கிருமிகள் உருவாவதில்லை. உடல் தொந்தரவுகள் இரண்டாம் நிலை மாற்றம் அடைந்து நீடிக்கிற போதுதான் கிருமிகள் கண்டுபிடிக்கப்படுகின்றன என்பதைப் பார்த்தோம். சாதாரணக் காய்ச்சலாகத் தோன்றி பல நாட்கள் நீடிக்கும் போது டைபாய்டாகவோ, சிக்கன் குனியாவாகவோ அல்லது பன்றிக் காய்ச்சலாகவோ மாறுகிறது. ஆனால் காய்ச்சல் துவங்கும் போது எந்தக் கிருமிகளும் காணப்படுவதில்லை. அதே போல சாதாரண சளியாகத் துவங்கி, பல மாதங்கள் நீடிக்கிற போது டியூபர் குளோசிஸ் என்ற காசநோயாக அறிவிக்கப்படுகிறது. காசநோய்க் கிருமிகள் சளியின் துவக்கத்தில் தோன்றுவதில்லை. மாறாக, சளி நீடிக்கிற போது உருவாகிறது.

எழுத்தாளர் தமிழ் வாணன் தன்னுடைய 'இயற்கை வைத்தியம்' நூலில் குறிப்பிடுகிற ஒரு உதாரணத்தைப் பார்த்தால் இதனை எளிமையாகப் புரிந்து கொள்ள முடியும்.

'தெருவில் ஒரு பெருச்சாளியை நாய் கடித்து கொன்று போடுகிறது.

அந்தப் பெருச்சாளி அங்கேயே கிடந்து அழுகிக் கொண்டிருக்கிறது.

அது அவ்வாறு அழுகத் தொடங்கிய பிறகுதான் அதில் புழுக்கள் தோன்றுகின்றன என்பது எல்லோருக்கும் தெரியும்.

ஆனால் விவரம் தெரியாத ஒருவர் வந்து, அந்த செத்த பெருச்சாளியையும், அதன் மேல் இழைந்து கொண்டு இருக்கும் புழுக்களையும் பார்க்கிறார்.

பார்த்து விட்டு, அந்தப் புழுக்கள்தாம் பெருச்சாளியைக் கொன்றுவிட்டன என்று கூறுவாரானால், அது எவ்வளவு அசட்டுத்தனமானமாக இருக்கும்.

நோய்க்கிருமிகளால் நோயாளி இறந்து விட்டான் என்று டாக்டர்கள் சொல்வதும் அதே போன்ற அசட்டுத்தனமான கூற்றுதான்.'

எளிய உதாரணம் மூலமாக 1960 களில் கிருமிகளைப் பற்றி விளக்கியிருக்கிறார் தமிழ்வாணன்.

இதில் பெருச்சாளி என்பது மனித உடலையும், புழுக்கள் என்பது கிருமிகளையும் குறிக்கும் உவமைகளாகும்.

நமது உடலில் முதலில் தொந்தரவுகள் தோன்றுகின்றன. ஆனால் கிருமிகள் இல்லை. அப்படியானால் உடலில் தோன்றிய தொந்தரவுகளுக்கு கிருமிகள் தான் காரணம் என்று எப்படி சொல்ல முடியும்? இதே கேள்வியோடு தன்னுடைய ஆய்வைத் துவங்கியவர் தான் கனடாவைச் சேர்ந்த டாக்டர் ஜான் பிரேசர். இவர் தன்னுடைய அறிவியல் ஆய்வுகளை உலக மருத்துவ இதழான லேன்செட்டில் எழுதிவந்ததார்.

பெரும்பாலான மருத்துவக் கண்டுபிடிப்புகளை வெளியிட்ட மருத்துவ இதழ்தான் - லேன்செட். 1800 களில் டாக்டர் சாமுவேல் ஹானிமன் ஹோமியோபதியைக் கண்டுபிடித்த போது சரி, அதற்குப் பிறகு கண்டுபிடிக்கப்பட்ட பல்வேறு மருத்துவ ஆய்வுகளையும் வெளியிட்ட மருத்துவ ஆய்விதழ் தான் லேன்செட். இப்போதும் இணையவழி இதழாக இது வெளிவந்து கொண்டிருக்கிறது.

ஜான் பிரேசருடைய மிக முக்கியமான கேள்வி இதுதான். "கிருமிகள் நோய்களின் தாயா? அல்லது நோய்களின் குழந்தையா?"

நோய் வருவதற்கு முன்பு கிருமிகள் உடலில் இருந்தால் - அதனை நோய்களின் தாய் என்று அழைக்கலாம். ஆனால், நோய் ஏற்பட்ட பிறகுதான் கிருமிகள் தோன்றுகின்றன. இது குறித்த 1916 ஆம் ஆண்டில் வெளிவந்த ஜான் பிரேசரின் கட்டுரை மிக முக்கியமான ஆய்வாகும்.

இக்கட்டுரை நோய்களுக்கு கிருமிகள் காரணமில்லை என்பதை நிரூபிக்கிறது. இன்றைய நுண்ணுயிரியல் படிப்பில் டாக்டர் ஜான் பிரேசர், டாக்டர் பெட்டின் காபர் ஆகியோரின் பெயர்கள் இருக்காது. இந்த இரு மருத்துவ ஆய்வாளர்களும் கூட கிருமிக் கொள்கை வெளியான பிறகு ஆய்வு செய்தவர்கள்.

ஆனால், கிருமிக் கொள்கை அறிவிக்கப்பட்ட 1864 களில் நடைபெற்ற மருத்துவ ஆய்வுகளும், நுண்ணுயிரியல் ஆய்வாளர்களும் நம்

மருத்துவ வரலாற்றால் மறைக்கப்பட்டுள்ளனர். "பீச்சாம்ப் ஆர் பாஸ்டர்" என்ற ஆங்கில நூல் "மருத்துவ உலகின் மறைக்கப்பட்ட பக்கங்கள்" என்ற துணைத்தலைப்போடு பல ரகசியங்களை வெளிப்படுத்தியது 1920 களில். ஆனால் அந்த நூலும் இப்போது கிடைப்பதில்லை.

கிருமிகள் பற்றிய கண்டுபிடிப்பை வெளியிட்ட லூயிஸ் பாஸ்டர் - அவர் காலத்தில் வாழ்ந்த டாக்டர் ஆண்டனி பீச்சாம்ப் இவர்கள் இருவரின் ஆய்வுகளும் நுண்ணுயிரியலில் தவிர்க்க முடியாதவை. ஆனால் இன்றைய மருத்துவம் பீச்சாம்ப் என்ற ஆய்வாளர் பற்றிய குறிப்புகளை முழுமையாக மறைத்து விட்டு, லூயிஸ் பாஸ்டர் பற்றி மட்டுமே பேசுகிறது.

இவர்கள் காலத்தில் நடைபெற்ற ஆய்வுகள் என்னென்ன? அவற்றுக்கும் இன்றைய கிருமி வியாபாரத்திற்கும் என்ன தொடர்பு? போன்ற விவரங்களை நாம் பார்ப்பதற்கு முன்னால் கிருமிகளுக்கும் நோய்க்கும் என்ன தொடர்பு என்பதைப் பார்த்து விடலாம். கிருமிகளைப் பற்றிய புரிதலோடு - பழைய ஆய்வுகளைப் பார்த்தால் தான் நம்மால் முழுமையான முடிவிற்கு வரமுடியும்.

கிருமிகளின் தோற்றம் பற்றிப் பார்க்கலாம்.

10

கிருமிகள் பற்றிய அறிவியல் ஆய்வுகளையும், அதன் வரலாற்றையும் பார்ப்பதற்கு முன்னால் - இந்தக் கிருமிகள் எங்கிருந்து தோன்றுகின்றன? என்பதைப் புரிந்து கொள்ளலாம்.

உலகில் வாழும் 85 லட்சம் வகை கிருமிகளில் மிகக்குறைந்த வகைக் கிருமிகள் மட்டும் தீமை செய்யும் கிருமிகள் என்று கூறிவருகிறார்கள் இன்றைய மருத்துவ விஞ்ஞானிகள். நன்மை செய்யும் கிருமிகள் எவ்வாறெல்லாம் உலகிற்கும், உடலிற்கும் நன்மை செய்கின்றன? வளர்சிதை மாற்றத்தில், சத்துக்கள் உருவாக்கத்தில் பங்கேற்கின்றன என்று விரிவாகப் பார்த்தோம்.

இங்கு நாம் பார்க்கவிருப்பது - தீமை செய்யும் கிருமிகள் என்ன செய்கின்றன? என்பதைத்தான். நோய்களுக்குக் காரணம் என்று நாம் நம்புகின்ற கிருமிகளின் தோற்றத்தைத்தான் நாம் புரிந்து கொள்ளப் போகிறோம்.

ஒரு நாய் நான்கு வழிச் சாலையில் நடந்து கொண்டிருக்கிறது. அருகில் ஊர்களே இல்லாத தொலைவில் சென்று கொண்டிருக்கிற சாலையில் அந்த நாய் விபத்துக்குள்ளாகிறது. வேகமாகப் போகிற ஏதோ ஒரு வாகனத்தில் அடிபட்டு, உடல் சிதைந்து இறந்து போகிறது நாய்.

அந்த நாயின் உடல் இப்போது என்ன ஆகிறது என்று கவனித்துப் பாருங்கள். உயிரற்ற அந்த உடல் அழுகத் துவங்குகிறது. டி கம்போஸ் என்று அழைக்கப்படும் சிதைவு நிலை ஏற்படுகிறது. உயிருள்ள போது ஏன் இந்நிலை ஏற்படவில்லை?

உயிர்ச்சக்தியின் ஆற்றல் அந்த உடலை பாதுகாத்துக் கொண்டிருக்கும் போது தசைகளும், முழு உடலும் உயிருடன் இருப்பதால் அது அழுகுவதோ, சிதைவதோ இல்லை. இப்போது உடலைப் பாதுகாக்கும் உயிர் இல்லாமல் போனதும் அழுகத் துவங்குகிறது.

நாயின் அழுகிய உடலிலிருந்து நாற்றம் அடிக்க ஆரம்பிக்கிறது. அழுகல் என்பது தசைகளின் கெட்டுப்போன தன்மை. கெட்டுப்போன தசைகளில் இருந்து நாற்றம் வெளியேறுவதும் கழிவு நீக்கம் தான். ஒரு கற்பூரம் எப்படி காற்றில் தன்னைக் கரைத்து மணமாக மாறுகிறதோ, அது போலவே கழிவுகள் காற்றோடு இணைந்து தன்னை வெளியேற்றிக் கொள்கிறது.

இன்னும் பல மணி நேரம் கழித்து படிப்படியாக நாற்றம் குறைகிறது. நாயின் அழுகல் உடலைப் பார்த்தால் அதில் புழுக்கள் தோன்றியிருக்கும். புழுக்கள் வந்தவுடன் நாற்றம் குறைவதைப் பார்க்க முடியும்.

சரி... இந்தப் புழுக்கள் எங்கிருந்து வந்தன? பல கிலோ மீட்டர் தூரத்திற்கு ஊர்களே இல்லாத சாலையில் எந்தப் பகுதியில் இருந்து புழுக்கள் வந்திருக்கும்? தூரத்தில் இருக்கும் மிகப்பெரிய நகரங்களில் இருந்து வாக்கிங் வந்திருக்குமா?

வெளியில் எங்கிருந்தும் புழுக்கள் வரவில்லை என்பது நமக்குத் தெரியும். அப்படியானால் புழுக்கள் எங்கிருந்து உருவானது?

சந்தேகமே இல்லாமல் நாயின் அழுகிய உடலில் இருந்துதான். உயிரற்ற உடலில் இருந்து உயிருள்ள புழுக்கள் தோன்ற முடியுமா? முடியும் என்பதுதான் இயற்கை. நாயின் அழுகிய உடலில் இருந்து புழுக்கள் உருவாகின்றன. அப்படியானால் புழுக்களின் அம்மா யார்?

நாயா? அப்படியெல்லாம் சொன்னீர்களென்றால் நீங்கள் அறிவியலுக்கு எதிராகப் பேசுகிறீர்கள் என்று அர்த்தம். புழுக்களின் அம்மா நாய். அதாவது ஐந்தறிவு உயிரினத்தில் இருந்து ஈரறிவு புழுக்கள் தோன்றுகின்றன. சாலையில் இறந்து போன நாய்க்கு பதிலாக ஒரு குதிரையோ, கழுதையோ இறந்திருந்தாலும் அங்கிருந்து புழுக்கள் உருவாகியிருக்கும். அப்போது புழுக்களின் அம்மா யார் என்று கேட்டால் குதிரையோ, கழுதையோ என்று தான் சொல்ல முடியும்.

உண்மையில் புழுக்களின் தாய் - கழிவுகள் தான். கழிவுகளில் இருந்து, நாயின் அழுகிய உடலில் இருந்து புழுக்கள் தோன்றுகின்றன. இப்படி இயற்கையில் பல உயிர்கள் தோன்றுவதை நம் அன்றாட அனுபவத்தில் புரிந்து கொள்ள முடியும். எங்கிருந்து இந்தப் புழுக்கள் தோன்றின? என்ற கேள்வி அளவிற்கு மிக முக்கியமான இன்னொரு கேள்வி இருக்கிறது? ஏன் புழுக்கள் தோன்றின?

புழுக்கள் கழிவுகளை உணவாக உட்கொள்ள ஆரம்பிக்கின்றன. இதில் ஆச்சரியம் என்னவென்றால் கழிவுகளில் இருந்து பிறந்து வந்த புழுக்கள், கழிவுகளையே உண்டு விடுகின்றன என்பதுதான். கழிவுகளைச் சாப்பிட ஆரம்பிக்கும் புழுக்கள் கொஞ்சம் கொஞ்சமாக எல்லா கழிவுகளையும் தின்று தீர்த்து விடுகின்றன. நாயின் அழுகிய பகுதிகள் எல்லாம் தீர்ந்த பிறகு, எலும்புகளும் - தோலும் மீதமிருக்கும். தசைகள் அனைத்தும் புழுக்களால் உண்ணப் பட்டிருக்கும்.

கழிவுகள் தீர்ந்த பிறகு, புழுக்களின் நிலை என்ன? சாப்பிடுவதற்கு உணவு கிடைக்காத புழுக்கள் கொஞ்சம் கொஞ்சமாக இறந்து போகின்றன. புழுக்கள் அனைத்தும் இறந்த பிறகு ஒரு முழுநாய் காணாமல் போயிருப்பதை உணர்ந்து கொள்ள முடியும். இந்தப் புழுக்களின் வாழ்க்கை ரகசியம் என்ன?

துப்புரவுத் தொழிலாளி என்று அழைக்கப்படும் பறவை காகம். தெருக்களில் கிடக்கும் குப்பைகளை, செத்த எலிகளை அப்புறப்படுத்தும் வேலையை காகம் செய்கிறது. அது போல, புழுக்கள் சுத்தம் செய்யும் வேலையைச் செய்கின்றன. புழுக்கள் தோன்றியது - கழிவுகளில் இருந்து. புழுக்கள் உணவாக உட்கொண்டதும் - கழிவுகளைத்தான். கழிவுகள் தீர்ந்து போனதும் புழுக்கள் செத்துப் போகின்றன. புழுக்களின் முழு வாழ்வையும் கவனித்துப் பார்த்தால் அவை ஏன் தோன்றின என்று புரியும். புழுக்கள் நாயின் உடலில் தோன்றக் காரணமே - கழிவுகளைச் சுத்தம் செய்வதற்காகத்தான்.

கழிவுகளில் இருந்து நாற்றம் ஏற்படுவது - கழிவு வெளியேற்ற நடவடிக்கை. புழுக்கள் உருவாவதும் கழிவு நீக்கம் செய்வதற்காகத்தான்.

அதெல்லாம் சரி... கிருமிகளைப் பற்றிச் சொல்கிறேன் என்று சொல்லிவிட்டு, நாயையும் - புழுக்களையும் பற்றிப் பேசுகிறீர்களே? இதில் புழுக்கள் என்பதை கிருமிகள் என்று புரிந்து கொள்ளுங்கள். கிருமிகள் உருவாக வேண்டும் என்றால், கழிவுகள் இருக்க வேண்டும். கழிவுகள் எங்கெல்லாம் இருக்கிறதோ, அங்கெல்லாம் தேவையைப் பொறுத்து, கிருமிகள் தோன்றுகின்றன.

அப்படியானால், வகை வகையான கிருமிகள் எங்கிருந்து உருவாகின்றன? எல்லாக் கிருமிகளும் உடலிற்குள்ளேயே உருவாகின்றன என்றால் உலகில் இருக்கும் கிருமிகள் உடலிற்குள் வருவதே இல்லையா?

11

கிருமிகள் கழிவுகளில் இருந்து தோன்றுகின்றன என்பதைப் பார்த்தோம். கழிவுகள் எங்கிருந்து வருகின்றன என்பது நமக்கு ஏற்கனவே தெரியும்.

பசி, தாகம், தூக்கம்... போன்ற இயற்கை விதிகளை - உடல் தேவைகளை நாம் கொடுக்காமல் நம் இஷ்டத்திற்கு அவற்றை மாற்றிக் கொள்ளும் போது உடலில் கழிவுகள் தோன்றுகின்றன. கழிவுகளை உடல் வெளியேற்ற முயற்சிக்கும் போது அதனை ரசாயன மருந்துகள் மூலம் அடக்க முயல்கிறோம். சாதாரணக் கழிவுகள் முற்றி, தேக்கமுற்ற கழிவுகளாக மாறுகின்றன.

இப்படி உடலிற்குள் அடக்கி வைக்கப்படும் கழிவுகள் வெளியேற வேறு வழியே இல்லாத நிலையில் அங்கு தான் கிருமிகள் தோன்றுகின்றன. கழிவுகளில் இருந்து உருவாகும் கிருமிகள் அக்கழிவுகளை உணவாக உட்கொள்கின்றன. கழிவுகள் தீர்ந்த பிறகு உணவற்ற கிருமிகள் இறந்து போகின்றன.

நம் உடலில் கழிவுகள் முதலில் தோன்றினவா? கிருமிகள் முதலில் தோன்றினவா? கழிவுகள் தான் என்று நமக்குத் தெரியும். அதனால் தான் எந்த நோய் என்றாலும் முதலில் தொந்தரவுகள் வெளிப்படுகின்றன. தாமதமாக, பல நாட்கள் கழிந்த பிறகுதான் கிருமிகள் உருவாகின்றன.

ஆக, கழிவுகளில் இருந்துதான் கிருமிகள் உருவாகின்றன என்பது தெளிவாகி விட்டது. இங்கு ஒரு சந்தேகம் எழ வேண்டும். கழிவுகளில் இருந்து கிருமிகள் உருவாகின்றன என்றால், எல்லா கழிவுகளில் இருந்தும் ஒரே விதமான கிருமிகள் தானே உருவாக வேண்டும்? மனித உடலில் ஏன் இத்தனை வகையான கிருமிகள் உருவாகின்றன?

உண்மைதான். ஒவ்வொரு நோய்க்கும் ஒவ்வொரு கிருமி என்று நுண்ணுயிரியல் விஞ்ஞானிகள் பட்டியலிடுகிறார்கள். மஞ்சள் காமாலை நோய்க்கு ஒரு கிருமி, காசநோய்க்கு ஒரு கிருமி, டைஃபாய்டு காய்ச்சலுக்கு ஒரு கிருமி, பன்றிக்காய்ச்சலுக்கு வேறு கிருமி... இப்படி

தொடரும் கிருமிகளின் பட்டியல் ஆண்டு தோறும் நீண்டு கொண்டே போகிறது. இவ்வளவு கிருமிகள் எங்கிருந்து வருகின்றன?

இந்த விஷயத்தை நாம் புரிந்து கொள்ள நம் வீட்டின் கிச்சனிற்குள் செல்ல வேண்டும். மிளகாய்ப் பொடி, மசாலாப் பொடி போன்றவற்றை இப்போது நாம் கடையில் ரெடிமேடாக வாங்கிக் கொள்கிறோம். கொஞ்ச நாட்களுக்கு முன்பு அல்லது சிறுநகரங்களில் இப்போதும் வழக்கத்தில் இருக்கும் முறை – வீட்டிலேயே தேவையான பொடியை தயார் செய்து கொள்வார்கள். கடையில் கிடைக்கும் மசாலா பொடிக்கு நம் நாக்கு பழகி விட்டது. ஆனால் கிராமங்களில் தங்களுக்கு தேவையான சுவையில், கலவையில் மசாலா, மிளகாய்ப் பொடிகளை தாங்களே தயார் செய்து கொள்வார்கள்.

சமையல் என்பது வெறும் சமைப்பது மட்டுமல்ல. சமையலுக்குத் தேவையான பொருட்களை தயார் செய்வதிலிருந்து சமையல் துவங்குகிறது.

அப்படி அரைத்து டப்பாவில் அடைத்து வைக்கப்பட்ட மிளகாய்ப் பொடியையோ, மசாலா பொடியையோ பார்த்திருக்கிறீர்களா? சரி, அப்படி இல்லையென்றால் கடையில் வாங்கி டப்பாவில் அடைத்து வைத்திருக்கும் பொடியைப் பார்த்திருந்தால் கூட போதும்.

அடைத்து வைக்கப்பட்ட மிளகாய்ப் பொடி நீண்ட நாட்கள் பயன்படுத்தப் படாவிட்டால் என்ன ஆகும்? நீண்ட நாட்கள் கழித்து டப்பாவைத் திறந்து பார்க்கும் போது சிறு வண்டுகள் மிளகாய்ப் பொடியில் இருந்து உருவாகி இருக்கும். இந்த வண்டுகள் எங்கிருந்து வந்தன? என்ற பழைய கேள்வியைக் கேட்க வேண்டியதில்லை.

மிளகாய்ப் பொடியோ, மசாலாப் பொடியோ நீண்ட நாட்கள் கழித்து கெட்டுப் போகும் போது, அதில் உருவான கழிவுகளைத் தின்று தீர்க்க வண்டுகள் உருவாகின்றன என்று நமக்குத் தெரியும். அப்படி உருவான வண்டுகளைக் கவனித்துப் பார்த்தால் ஒரு உண்மை புரியும்.

மிளகாய்ப் பொடியில் உருவாகும் வண்டுகள் ஒரு மாதிரியாகவும், மசாலாப் பொடியில் உருவாகும் வண்டுகள் ஒரு விதமாகவும் இருக்கும். அதே போல, ஒவ்வொரு வீட்டு மசாலாப் பொடியிலும் வெவ்வேறு விதமான வண்டுகள் உருவாகும். சில நேரங்களில் புழுக்கள் கூட உருவாகும். பொடியின் நீர்த்தன்மையைப் பொறுத்து வண்டுகளோ, புழுக்களோ உருவாகின்றன.

ஏன் இவை ஒரே மாதிரியாக இல்லாமல் விதம் விதமாக உருவாகின்றன? விடை மிகவும் சுலபமானது. கழிவுகளின் தன்மைக் கேற்ப உருவாகும் புழுக்கள் அல்லது வண்டுகளின் உருவமும் மாறுபடுகிறது. ஒரு உயிர் உருவாகக் காரணமான கருவும், புறச்சூழலும் தான் அதன் உருவத்தைத் தீர்மானிக்கின்றன.

சென்னையில் தெருவில் சுற்றித்திரியும் நாய் ஒன்றை தூக்கிச் சென்று ஊட்டியிலோ, கொடைக்கானலிலோ விட்டு விட்டால் என்ன ஆகும்?

குளிரைத் தாங்குவதற்காக நாயின் முடிகள் வேகமாக வளர்ச்சி அடையும். சென்னையில் இருக்கும் போது வெப்பத்தை தாங்குவதற்காக அதற்கு ரோமங்கள் அவசியப்படவில்லை. ஒரு நாய் முடியோடு இருக்க வேண்டுமா? அல்லது முடியில்லாமல் இருக்க வேண்டுமா? என்பதை அது வாழும் புறச்சூழல் தீர்மானிக்கிறது. அதைப்போலவே தான் கிருமிகள் எந்த வகைக் கழிவில் இருந்து பிறக்கின்றன என்பதுவும், அவை எங்கு வாழப் போகின்றன என்பதுவும் அதன் உருவத்தைத் தீர்மானிக்கின்றன.

எனவே, விதம் விதமான கிருமிகள் இருப்பதில் ஆச்சரியம் ஒன்றுமில்லை. கழிவுகளின் வகைகள் இப்போது இருப்பதை விட எதிர்காலத்தில் இன்னும் பெருகும். ஏனெனில், நம் உணவுகளின் தன்மைகள் புதிது புதிதாக மாறிக் கொண்டே இருக்கின்றன. இவ்வாறு கழிவுகளின் தன்மை மாறிக் கொண்டேயிருக்கும் போது நிச்சயமாக அதிலிருந்து பிறக்கப் போகிற கிருமிகளின் உருவமும், குணமும் மாறிக் கொண்டே இருக்கும்.

எதிர்காலத்தில் நுண்ணுயிரியல் படிக்கப் போகிறவர்களுக்காக கூடுதல் கிருமிகள் காத்துக் கொண்டிருக்கின்றன. முதல் கிருமி கண்டுபிடிக்கப்பட்ட போதிருந்து இப்போது வரை புதிய கிருமிகள் வந்து கொண்டேதான் இருக்கின்றன. அதன் உருவாக்கத்தை நிறுத்திவிட முடியாது.

எல்லா கிருமிகளும் உடலில் இருந்து தான் தோன்றுகின்றன என்றால் ஏன் வெளியில் இருந்து பரவுவதாக விஞ்ஞானிகள் சொல்கிறார்கள்? வெளியிலும் கிருமிகள் இருக்கிறதா என்ன? அப்படி இருக்கிறதென்றால் அவற்றுக்கும், உடலில் இருக்கும் கிருமிகளுக்கும் என்ன தொடர்பு?

12

கிருமிகள் கழிவுகளில் இருந்து தோன்றுகின்றன. கழிவுகளை அழிப்பதற்காகத் தோன்றுகின்றன. எனவே கிருமிகளைப் பார்த்து அஞ்ச வேண்டியதில்லை என்பதைப் பார்த்தோம். விதம் விதமான கழிவுகளில் இருந்து வகை வகையான கிருமிகள் தோன்றுகின்றன என்பதையும் பார்த்தோம்.

அடுத்த விஷயத்திற்குச் செல்லும் முன்னால் கழிவுகள் எங்கிருந்து தோன்றுகின்றன? என்ற கேள்விக்கு விடையைத் தெரிந்து கொள்வது அவசியம்.

நம் உடலில் தினமும் பலவிதமான கழிவுகள் உருவாகின்றன. நம்முடைய உணவைச் செரித்து தனக்குத் தேவையான சத்துக்களை உடல் உருவாக்கிக் கொள்ளும் போது கிரகிக்கப் பட்டவை போக எஞ்சும் பொருட்கள் கழிவுகளாக மாறுகின்றன. இப்படி உருவாகும் கழிவுகள் நம் உடலால் பல வகைகளில் வெளியேற்றப்படுகின்றன.

நம் உடலில் கழிவுகள் உருவாதல் என்பது உணவைச் செரிக்கும் போது உடலுக்குத் தேவையற்ற பொருட்கள் பிரித்தெடுக்கப் படுவதுதான். சாதாரண நிலையில் உடலில் கழிவுகள் இருந்து கொண்டேதான் இருக்கும். இக்கழிவுகளை உடலே வெளியேற்றிக் கொள்கிறது. தினமும் வியர்வை மூலமும், சிறுநீர் மூலமும், மலம் மூலமும் இன்னும் பிற வழிகளிலும் இப்படியான சாதாரணக் கழிவுகள் வெளியேறுகின்றன. இப்படி தொந்தரவுகள் எதுவும் தராமல் சாதாரணமாக, தினமும் வெளியேறும் கழிவுகளை சாதாரணக் கழிவுகள் என்ற பெயரால் அழைக்கலாம்.

தொந்தரவுகள் எதுவும் தராமல் சாதாரணமாக வெளியேறும் இவ்வகைக் கழிவுகள் குறித்து நாம் கவனம் கொள்வதில்லை. செல்களில் தானாகவே உருவாகிற கழிவுகள் உடலுக்கு எந்தவித சிரமமும் தராமல் தானாகவே வெளியேறி விடுகின்றன. எல்லா கழிவுகளும் இப்படிச் சிரமமின்றி வெளியேறிவிடுகிறதா என்ன? அவ்வாறு வெளியேறுவதில்லை. சாதாரணமாகப் போய்க்

கொண்டிருக்கும் மலம் திடீரென்று போகவில்லை என்றால் தொந்தரவைத் தோற்றுவிக்கிறது. இப்படித்தான் உடலில் தொந்தரவுகள் தோன்றுகின்றன. சாதாரணமாக வெளியேற வேண்டிய கழிவுகள் வெளியேறா விட்டால் அவை உடலில் தேங்கி விடுகின்றன. இப்படித் தேங்கும் கழிவுகள்தான் உடல் முழுவதும் தோன்றும் பலவகையான தொந்தரவுகளுக்குக் காரணமாக அமைகின்றன. மலம் தேங்குவது மட்டும் இவ்வளவு பிரச்சினைகளைத் தருமா? என்று யோசிக்க வேண்டியதில்லை.

நம் உடலில் ஒவ்வொரு செல்லிலும் விதம் விதமான கழிவுகள் உருவாகின்றன. மலம் என்பதை ஒரு உதாரணத்திற்காகப் பார்த்தோம். அப்படி உருவாகிற பலவகைக் கழிவுகள் உடலில் இருந்து வெளியேறி விட்டால் ஒரு பிரச்சினையும் இல்லை. மாறாக, அவை உடலிலேயே, செல்லிலேயே, உள்ளுறுப்புக்களிலேயே தங்கி விடுமானால் பல தொந்தரவுகளை ஏற்படுத்துகின்றன.

இங்கே தொந்தரவுகள் என்பவற்றை நாம் சரியாகப் புரிந்து கொள்ள வேண்டும். நம் உடலில் ஏற்படும் தொந்தரவுகள் என்பவை நம் உடலைச் சீர்படுத்துவதற்காகவும், தேங்கியுள்ள கழிவுகளை வெளியேற்றுவதற்காகவும் ஏற்படும் மாற்றங்கள் தான். இவைகளைத்தான் நாம் நோய்கள் என்று அழைக்கிறோம்.

இவ்வாறு உருவாகி வெளியேற்றப் படவேண்டிய சாதாரணக் கழிவுகள் வெளியேறாமல் செல்லிலேயே தங்கி விடுவதுதான் தேக்கமுற்ற கழிவுகள் தோன்றக் காரணமாக அமைகிறது. கழிவுகளை வெளியேற்றுவதுதான் செல்லின் முக்கியமான பணி. அதைச் செய்யாமல் செல் ஏன் கழிவுகளை தனக்குள்ளேயே தேக்கி வைத்துக் கொள்கிறது?

நம்முடைய நிர்பந்தத்தால் தான் செல் தன் வேலைகளை ஒழுங்காகச் செய்வதில்லை. அப்படி என்ன செய்து நாம் செல்லின் பணிகளில் குறுக்கிடுகிறோம்? செல் கேட்கிற நேரத்திற்கு அதற்கு உணவளிப்பதில்லை. அதற்கு ஓய்வு தேவைப்படும் போது நாம் வேலை செய்து கொண்டிருக்கிறோம். குறைவான உணவு தேவைப்படும் போது அதிகமாகச் சாப்பிடுகிறோம். உணவே தேவைப்படாத போது மிக அதிகமாகச் சாப்பிடுகிறோம். செல்லின் தண்ணீர் தேவையை தாகமெடுக்கும் போது பூர்த்தி செய்வதில்லை. மாறாக, தண்ணீர் தேவைப்படாத போது லிட்டர் லிட்டராகக் குடிக்கிறோம். நம் அன்றாட வாழ்வின் நடைமுறைகளில் இயற்கையான செல்லின்

தேவைகளை மறுத்து, நமக்கு நேரம் கிடைக்கிறபோது செய்கிறோம். இவை எல்லாம் இயற்கையான தேவைகளில் இருந்து மாறுபடுவது. இவற்றையும் கடந்து ஒரே விதமான உணவுகளுக்கு அடிமையாவது, ரசாயனச் சுவைகளுக்கு அடிமையாவது, எப்போதும் இருப்பு ரசாயனம் கலந்த டப்பா உணவுகளையே சாப்பிடுவது, இயற்கைக்கு மாறான - உடலுக்கு ஊறு விளைவிக்கும் என்று தெரிந்தே புகை, மது பழக்கங்களை மேற்கொள்வது....

இப்படித் தொடரும் நமது இயற்கைக்கு மாறான, முரண்பாடான பழக்கங்கள் செல்லின் இயல்பான இயக்கத்தில் குழப்பம் ஏற்படுத்துகிறது. மேலே நாம் பார்த்த பழக்கங்கள் இரண்டு தன்மைகள் கொண்டவை. ஒன்று - உடலின் தேவைகளை மறுதலித்தல். இரண்டாவது - உடலுக்கு ஊறு விளைவிக்கும் செயல்கள். இவ்வகை பழக்கங்களால் நம்முடைய உடல் இயல்பு கெடுகிறது. அதன் அடிப்படை இயக்கமான உணவுகளில் இருந்து சத்துக்களைப் பிரித்தெடுத்தல், அதில் இருந்து உருவாகும் கழிவுகளை வெளியேற்றுதல் என்ற வேலைகளில் குழப்பங்கள் தோன்றுகின்றன. இப்படித்தான் சாதாரணக் கழிவுகள் தேக்கமுற்ற கழிவுகளாக மாறுகின்றன.

தேக்கமுற்ற கழிவுகள் செல்லில் தேங்கினாலும் நம்முடைய செல் அவற்றையும் வெளியேற்றவே முயல்கிறது. அப்படி வெளியேற்றும் போது தான் நம் உடலில் தொந்தரவுகள் தோன்றுகின்றன. கண்களில் இருந்து கழிவுகள் வெளியேற்றப் படும் போது கண்ணீர் வடிதல், மூக்கின் உட்புறச் சவ்விலிருந்து வெளியேற்றப்படும் போது மூக்கில் நீர் வடிதல், தும்மல், நுரையீரலில் இருந்து வெளியேற்றப்படும் போது இருமல், தோலில் இருந்து வெளியேற்றப்படும் போது அரிப்பு, எரிச்சல், தேங்கிய கழிவுகள் கரைக்கப்படும் போது வலி, கழிவு வெளியேற்ற இயக்கத்திற்கு ஏற்ற சூழலை உருவாக்கும் காய்ச்சல் .... என எல்லா தொந்தரவுகளையும் பிரித்துப் பார்ப்போமானால் அனைத்துமே உடலின், அதன் செல்லின் கழிவு வெளியேற்றம் தான்.

இப்படி தேக்கமுற்ற கழிவுகள் வெளியேற்றப்படும் போது ஏற்படும் தொந்தரவுகள் தோன்றி மறையும் தன்மை கொண்டவை. தானாகவே தோன்றி, தானாகவே மறைந்து விடும். கழிவு வெளியேற்றத்திற்கு நாம் துணை செய்தோமானால் மிக விரைவாகவும், எளிமையாகவும் நிகழும். ஆனால், இவற்றை நோய்களாகப் புரிந்து கொண்டு கழிவு வெளியேற்றத்தை தடை செய்தோமென்றால் செல்களிலிருந்து

கழிவுகள் வெளியேறுவதற்குப் பதிலாக தேக்கம் அதிகரித்து, கழிவுகள் ரசாயனக்கழிவுகளாக உருமாறும். மேலே நாம் பார்த்த தொந்தரவுகளை ஆங்கில மருத்துவம் "தீவிர நோய்கள்" (ACUTE DISEASES) என்ற சொல்லால் குறிப்பிடுகிறது. இந்த அடிப்படை நோய்களை நாம் சரியாகக் கையாள்வோமானால் எந்த விதமான நீடித்த நோயும் ஏற்படாது. உடலில் இருந்து, நம் செல்களில் இருந்து எல்லா விதமான கழிவுகளும் வெளியேற்றப்பட்டு விடும்.

ஆனால் நாம் கழிவுகளை வெளியேற அனுமதிப்பதில்லை. மாறாக எல்லா பொருட்களையும் சேமிக்க விரும்புவதைப் போலவே கழிவுகளையும் சேமிக்கிறோம்.

சாதாரணக் கழிவுகள், தேக்கமுற்ற கழிவுகளாக மாறி மறுபடியும் சேமிப்பு தொடரும் போது - ரசாயனக் கழிவுகளாக மாறுகின்றன. ரசாயனக் கழிவுகள் என்றால் என்ன? என்பதைப் பார்த்து விட்டு, கிருமிகளின் தோற்றத்திற்குக் காரணமான கழிவுகள் குறித்துப் பார்க்கலாம்.

13

சாதாரணமாக வெளியேற வேண்டிய கழிவுகளை செல்களில் தேக்கமடைய வைத்து இரண்டாம் நிலைக் கழிவுகளைப் பெற்றோம். அப்போதும் நம்முடைய செல் தொந்தரவுகள் மூலம் கழிவுகளை வெளியேற்ற முயல்கிறது. இந்த நிலையில் நாம் முன்பு பார்த்த பழக்க வழக்கங்களைத் தொடர்ந்து கொண்டிருப்பது மூலமும், கழிவு வெளியேறுவதற்காக உடல் ஏற்படுத்திய தொந்தரவுகளை தவறாகப் புரிந்து கொண்டு கழிவு வெளியேற்றத்தை நிறுத்துவதன் மூலமும் செல்லின் கழிவுகள் ரசாயனக் கழிவுகளாக உருமாறுகின்றன. இது மூன்றாம் நிலைக் கழிவுகளாகும்.

சாதாரணக் கழிவுகள் தேக்கமடைந்தவையாக மாறும் போதே அதன் தன்மை மோசமானதாக மாறுகிறது. உதாரணமாக, நாம் தினமும் மலம் கழிக்கிறோம். இது ஒரு தினசரி பழக்கமாக இருக்கும் போது அன்றாடம் உருவாகும் மலம் உடனே வெளியேற்றப்படுவதால் அதன் தன்மை சாதாரணமாக இருக்கும். ஆனால், நமக்கு திடீரென்று இரண்டு, மூன்று நாட்கள் மலம் போகவில்லை என்று வைத்துக் கொள்வோம். இப்படி ஏற்பட்ட மலச்சிக்கலுக்குப் பின்பு மூன்று நாட்களுக்குப் பிறகு மலம் வெளியேறினால் அதன் தன்மை எப்படி இருக்கும்?

சாதாரணமாக வெளியேறும் மலத்திற்கும், தேங்கிய பின்னர் வெளியேறும் மலத்திற்கும் வேறுபட்ட தன்மை இருக்குமல்லவா? தேங்கிய மலம் இறுக்கப்பட்ட தன்மையோடும், அதன் அமிலத் தன்மை மிக அதிகமாகவும், கடுமையான ஒட்டும் தன்மை மற்றும் துர்நாற்றம் போன்றவற்றோடும் இருக்கும்.

இது போலத்தான் சாதாரணமாக செல்லில் இருந்து வெளியேற வேண்டிய கழிவுகள் தேங்கி தேக்கமுற்ற கழிவுகளாக மாறுகிறது. இப்படி மோசமாக தேக்கமுற்ற கழிவுகள் ரசாயனக்கழிவுகளாக மாறினால் செல் என்ன ஆகும்?

ரசாயனத் தன்மையோடு நம் செல்களில் தேங்கியிருக்கும் கழிவுகளை நம் செல் எப்படி வெளியேற்றுகிறது என்பதை நாம் அறிந்து கொள்வது ஆங்கிலப் படத்தின் சண்டைக் காட்சிகளுக்கு இணையான ஆச்சரியத்தைத் தரும். நம் உடலின் அற்புதங்களில் ஒன்றை அறிந்த புரிதலைத் தரும்.

ரசாயனக் கழிவுகளை நம்முடைய செல் தனக்குள்ளேயே வைத்துக் கொண்டிருக்குமானால் அது செல்லையே பாதித்து விடும். அதை வெளியேற்றினால் அதன் அருகிலுள்ள பிற செல்களுக்கு பாதிப்பு உருவாகும். ஆக, முழுமையான உடல்நலத்தின் மேல் அக்கறை கொண்ட செல் ரசாயனக் கழிவுகளை உள்ளேயும் வைத்துக் கொள்ள முடியாது; வெளியேற்றவும் முடியாது. இப்போது நம் செல் என்ன செய்யும்?

நம்முடைய செல் ரசாயனக் கழிவை வெளியேற்ற புதிய உத்தியைக் கையாள்கிறது.

செல்லின் படத்தைப் பாருங்கள். அதில் சிறிய துகள்கள் போல செல் சுவரின் அருகில் இருப்பவைதான் நம்முடைய கதாநாயகர்கள். அவற்றின் பெயர் லைசோ சோம்கள். இவை செல்களால் தேவைக்கேற்ப உருவாக்கப்படுகின்றன. இவை என்ன செய்கின்றன?

நம்முடைய செல்களில் ரசாயனக் கழிவுகள் தேங்குகிற போதே, அது செல்லின் உள் உள்ள திரவத்தில் கலந்து விடாதவாறு ஒரு பாதுகாப்பு ஏற்பாட்டைச் செய்கிறது நம் செல். ஏற்கனவே ரசாயனமாக இருக்கக்கூடிய இக்கழிவு செல்திரவத்தில் கலந்து விட்டால் அது செல்லை அழித்து விடும் அல்லவா? எனவே கழிவுப் பொருளைச் சுற்றி ஒரு சவ்வு போன்ற அமைப்பை (*MUCUS MEMBERANE*) செல் ஏற்படுத்துகிறது. கழிவுகளின் ரசாயனத்தன்மை செல்லை பாதிக்காதவாறு இந்தச் சவ்வுப் பொருள் பாதுகாக்கிறது. இது தற்காலிக ஏற்பாடுதான். ஏனென்றால் ஏற்கனவே கழிவுகள் உருவாகக் காரணமான நம்முடைய இயற்கைக்கு மாறான பழக்க வழக்கங்கள் தொடர்ந்து கொண்டிருந்தாலோ, ரசாயன மருந்துகள் மூலம் கழிவுகளை உடலுக்குள் அமுக்க முயன்றாலோ செல்களில் உள்ள ரசாயனக்கழிவுகள் பெருகலாம். அல்லது அதன் தன்மை இன்னும் மோசமாகலாம். எனவே இந்தச் சவ்வு அமைப்பை செல் தற்காலிகமாக ஏற்படுத்திக் கொள்கிறது.

நாம் ஏற்கனவே பார்த்த லைசோ சோம்கள்தான் ரசாயனக் கழிவுகளை அழிக்கும் போர் வீரர்கள். லைசோ சோம் என்ற மருத்துவச் சொல்லிற்கு அழிக்கும் பொருள் என்று அர்த்தம். ஆங்கிலத்தில் இதனை *SUCIDE SOX* என்றும், தற்கொலைப் பைகள் என்றும் இதை அழைப்பார்கள். உலகத்தின் முதல் தற்கொலைப் படையை உருவாக்கியது மனித உடலின் செல்களாகத்தான் இருக்கும்.

தற்கொலைப் படை எவ்விதமாக தன் எதிரிகளை அழிக்கிறது? அழிக்கும் தன்மையுள்ள வெடி பொருட்களோடு எதிரியின் மீது தாக்குதல் நடத்துகிறது. தானும் அழிந்து எதிரியையும் அழிப்பதுதான் தற்கொலைப்படை. அதே போலத்தான் இந்த லைசோ சோம்கள். கழிவுகளின் தன்மையையும், அளவையும் பொருத்து லைசோ சோம்கள் வளர்கின்றன. செல்லில் ஆரோக்கியமான சூழல் நிலவுகிற போது கழிவுகளைத் தாக்குகின்றன. விரதம், ஓய்வு என்று நாமே ஆரோக்கியமான சூழலை ஏற்படுத்திக் கொண்டாலும் சரி, அல்லது காய்ச்சல், சோர்வு என்று உடலே ஏற்படுத்திக் கொண்டாலும் சரி செல்கள் அவற்றைப் பயன்படுத்திக் கொள்கின்றன.

லைசோ சோம்கள் ரசாயனக்கழிவுகளின் மேல் மோதுகின்றன. இங்கு ஒரு சந்தேகம் வரலாம். லைசோ சோம்கள் இருப்பது செல்சுவரின் அருகில். ரசாயனக் கழிவுகள் இருப்பது இன்னொரு இடத்தில். எப்படி அங்கு சென்று மோதும்? செல்லில் இருக்கும் செல்திரவத்தின் மீதுதான் எல்லா உறுப்புக்களும் மிதந்து கொண்டிருக்கின்றன. (கோழி முட்டை போல). லைசோ சோம் எங்கு செல்ல முடிவெடுக்கிறதோ அங்கு நகர்கிறது. தாக்குதல் நடத்துகிறது. மனிதன் என்பவன் ஒரு உயிர் அல்ல. உடலில் உள்ள ஒவ்வொரு செல்லும் ஒரு உயிர். அதிலும், செல்லிற்குள் இருக்கும் லைசோ சோம் தனியாக முடிவெடுக்கிறது. தனியாகப் பிறந்து, தனியாகச் செத்தும் போகிறது. அதுவும் ஒரு உயிர்தான். எண்ணற்ற உயிர்களால் ஆனதுதான் மனித உடல்.

லைசோ சோம் தாக்குதலில் சிக்கிய ரசாயனக்கழிவுகள் அழிந்து போகின்றன. தாக்குதல் நடத்திய லைசோ சோம்களும் அழிந்து போகின்றன. தற்கொலைப் பைகள் என்று எவ்வளவு பொருத்தமாகப் பெயர் சூட்டியிருக்கிறார்கள் உயிரியல் விஞ்ஞானிகள். அழிந்த கழிவுகளில் இருந்து நுண்ணிய துகள்கள் கூட எஞ்சாத அளவுக்கு இத்தாக்குதல் நடந்து முடிகிறது. செல்லிற்கும் பாதிப்பில்லை, உடலுக்கும் பாதிப்பில்லை. அப்படியானால் லைசோசோம்தான்

அழிந்து விட்டதே...வேறு லைசோ சோமுக்கு செல் என்ன செய்யும்? இப்போது மறுபடியும் செல்லின் படத்தைப் பாருங்கள். ஒரு செல்லில் நிறைய லைசோசோம்கள் இருக்கின்றன. அப்படியும் செல்லுக்கு புதிதாக லைசோசோம்கள் தேவைப்பட்டால் உருவாக்கிக்கொள்ளும்.

ஒரு செல்லின் இயக்கம் எவ்வளவு அற்புதமானது? அதன் கழிவு வெளியேற்றப் பணிகள் எவ்வளவு அருமையானவை? தினசரி உடலிற்கு சக்தியைத்தரும் பொருட்டு உருவாகும் கழிவுகளை செல்கள் வெளியேற்றுகின்றன. நம்முடைய தவறுகளால் அமுக்கப்படும் கழிவுகளை செல்கள் தொந்தரவுகள் மூலம் வெளியேற்றுகின்றன. மறுபடியும் ரசாயனங்களால், பழக்க வழக்கங்களால் ரசாயனக் கழிவுகளாக மாற்றப்பட்டாலும் அவற்றை அற்புதமான முறையில் அழித்து விடுகின்றன. ஆக, கழிவுகள் என்பவற்றை செல்கள் வெளியேற்றிக் கொண்டே இருக்கின்றன...அதன் ஆயுள் முடிகிற வரைக்கும்.

இப்படி உடலில், அதன் செல்களில் தேங்கும் கழிவுகள் எந்தவகைக் கழிவானாலும் வெளியேற்றுவதுதான் உடலின் இயற்கை. நாம் உடலின் இயற்கைக்கு மாறாக மறுபடி, மறுபடி கழிவுகளைத் தேங்குமாறு செய்கிறோம்.

சாதாரணக் கழிவுகள், தேக்கமுற்ற கழிவுகள், ரசாயனக் கழிவுகள் ... இப்படித் தொடரும் நம் சேமிப்பு அடுத்த நிலையை அடைகிறது. அழுகிய ரசாயனக் கழிவுகளாக மாறுகிறது. இவ்வகைக் கழிவுகள் தான் கிருமிகளுக்குத் தாயாகவும், புற்று நோய் செல்களுக்குத் தந்தையாகவும் இருக்கின்றன. நான்காம் நிலைக் கழிவுகளில் என்னதான் நடக்கிறது?

14

நம்முடைய இயற்கைக்கு மாறான பழக்க வழக்கங்களால் நம் உடலில் கழிவுகள் தேங்குகின்றன என்று பார்த்தோம். நம் உடல் செல்களில் தேங்குகின்ற சாதாரணக் கழிவுகள், தேக்கமுற்ற கழிவுகளாகவும், ரசாயனக் கழிவுகளாகவும் மாறுகின்றன.

நம் உடல் உள்ளே தேங்கும் கழிவுகளுக்கு எதிராகப் போராடும் போதுதான் வெளியே தொந்தரவுகளாகத் தெரிகின்றன. இயற்கையான முறையில் இத்தொந்தரவுகளை நாம் எதிர்கொண்டோமானால், கழிவுகள் வெளியேறிவிடுகின்றன. அப்படி இல்லாமல், தொந்தரவுகளைக் கண்டு பயந்து, ரசாயனங்களைக் கொண்டு கழிவுகள் வெளியேறாமல் உள்ளமுக்கும் வேலையைச் செய்யும் போது அவை இன்னும் மோசமான நிலையை அடைகின்றன.

அப்படி மூன்றாம் நிலையில் உருவாகின்ற ரசாயனக்கழிவுகள் மறுபடியும் வெளியேற்றப் படாத போது நான்காம் நிலையில் அழுகிய ரசாயனக் கழிவுகளாக மாறுகின்றன. இவ்வகைக் கழிவுகளை அழிப்பதற்காகத்தான் நம் உடலால் கிருமிகள் உருவாக்கப்படுகின்றன.

கிருமிகள் உடலுக்கு வெளியிலிருந்து வருவதில்லை. உடலிற்குள்ளே இருக்கும் கழிவுகளின் நிலை மாற்றத்தால் உருவாகின்றன என்பதை நாம் பார்த்தோம். ஒவ்வொரு வகை கழிவையும் உடல் வெளியேற்ற முயல்கிறது. நாம் நம் முயற்சிகளால், நவீன வாழ்முறையால் கழிவுகளையும் சேமிக்கவே விரும்புகிறோம்.

கழிவுகள் தேங்கிய நிலையில் சின்னச் சின்ன தொந்தரவுகள் மூலம் உடல் அவற்றை வெளியேற்ற முயல்கிறது. அடுத்த நிலையில் செல்களில் அழிக்கும் பொருட்களை உருவாக்கி கழிவுகளை அகற்ற முயல்கிறது. உடலின் எல்லா முயற்சிகளும் தோல்வியுற்ற நிலையில், உடலின் கடைசி முயற்சி தான் - கிருமிகள் உருவாக்கம்.

வெளியேற்றப்பட முடியாத கழிவுகளை எப்படியும் நீக்கியே தீர வேண்டும் என்பது உடலின் தேவை. உடல் ஆரோக்கியமாக இயங்க

வேண்டுமானால் உடலின் எந்த ஒரு பகுதியிலும் கழிவுகள் தேங்கி விடக்கூடாது. அதனால் தான் உடல் தன் கழிவு வெளியேற்ற முயற்சியை உயிர் இருக்கும் வரை தொடரும். எந்த நிலையிலும் அது ஓய்வதில்லை.

ஒரு அழுகிய நாயின் உடல் எப்படி புழுக்களால் சுத்தப்படுகிறது என்பதைப் பார்த்தோம். அது போல, செல்லினுள் தேங்கிய அழுகிய கழிவுகளைத் தூய்மைப் படுத்துவதற்காக கிருமிகள் உடலால் உருவாக்கப்படுகின்றன.

கிருமிகள் குறித்த நம் கேள்விகள் அனைத்தையும் இந்த அடிப்படையில் யோசித்துப் பாருங்கள். எல்லா கேள்விகளுக்கும் விடை கிடைக்கும்.

கிருமிகள் எங்கிருந்து வருகின்றன? என்ற கேள்விக்கு இன்றுவரை நவீன விஞ்ஞானிகள் தெளிவான பதிலைத் தரவில்லை. இயற்கையில் இருந்து வருகின்றன என்று பொத்தாம் பொதுவாய் சொல்லிவிடுகிறார்கள். தொடர்ந்து, முன்பு வந்த கிருமிகள் எல்லாம் இப்போது எங்கு இருக்கின்றன? என்று கேட்டால் விஷயம் இன்னும் சிக்கலாகிவிடும்.

இந்த இரண்டு கேள்விகளுக்கும் விடை மிகச் சுலபமானது என்பது நமக்குத் தெரியும். தேங்கிய கழிவுகளில் இருந்து கிருமிகள் உருவாகின்றன. எப்போதெல்லாம் கழிவுகள் தேக்கமடைகிறதோ அப்போதுதான் கிருமிகள் உருவாகும்.

கிருமிகள் பாதிப்பு ஏன் ஒருசிலருக்கு மட்டுமே ஏற்படுகிறது? பலருக்கு ஏற்படுவதில்லை? நுண்ணுயிரியலாளர்கள் கூறுகிறார்கள் - கிருமி தாக்குதலுக்கு ஏற்புடைய உடல்களை மட்டுமே தாக்கும். எல்லா நபர்களையும் கிருமிகள் தாக்குவதில்லை. இப்போது நமக்குப் புரிகிறது... கழிவுகள் இல்லாத மனிதர்களுக்கு கிருமிகள் உருவாக வேண்டிய அவசியம் இல்லை. எனவே உருவாவதில்லை. கழிவுகள் தேங்காத மனிதர்களிடத்தில் என்ன விதமான பரிசோதனைகள் செய்து பார்த்தாலும் கிருமிகள் இருக்கும் சின்ன அளவிலான ஆதாரத்தைக் கூட கண்டுபிடிக்க முடியாது. ஏனென்றால் கிருமிகள் கழிவுகளற்ற உடலில் உருவாகாது.

நோயின் முதல் நிலையில் ஏன் கிருமிகளைக் காணோம்? நோயின் அடுத்தடுத்த நிலையிலேயே கிருமிகள் காணப்படுகின்றன. ஏன்? கிருமிகள் கழிவுகளில் இருந்து தோன்றுவதால் தான் நோயின் முதல்

நிலையில் கிருமிகள் காணப்படுவதில்லை. சாதாரண சளி உருவாகிறது என்றால் அதில் காச நோய்க் கிருமிகள் காணப்படுவதில்லை. அதே சளி வெளியேற்றத்தை நாம் தடுத்து, சேமித்து வைத்தோமானால் அடுத்தடுத்த நிலைகளில் சளிக்கழிவு தேக்கமடைந்து அழுகுகிறது. இப்போதுதான் கிருமிகளின் தேவை ஏற்படுகிறது. எனவே கிருமிகள் நோயின் இரண்டாம், மூன்றாம் நிலைகளில் தான் தோன்றுகின்றன. லேபரட்டரி டெஸ்டுகளிலும் இதே முடிவுகள் வெளிப்படுவதைப் பார்க்கலாம்.

சாதாரணக்காய்ச்சல் டைபாய்டு அல்லது பன்றிக்காய்ச்சலாக மாறுவது எல்லாம் இப்படித்தான். கழிவுகளை நீக்குவதற்காக காய்ச்சல் தோன்றுகிறது. கழிவுகளை உள்ளடக்கும் நம் முயற்சியால் அவை அழுகிவிடுகின்றன. அப்புறம் கிருமிகள் தோன்றுகின்றன. இப்போது டெஸ்டுகளில் புதிய வகை காய்ச்சல் என்று ரிசல்ட் வரும்.

விதம் விதமான கிருமிகள் எங்கிருந்து வருகின்றன? என்பதையும் நாம் பார்த்தோம். கழிவுகளின் தன்மைக்கேற்ப அதிலிருந்து உருவாகும் கிருமிகளின் உருவமும் மாறுபடும். எனவே இலட்சக்கணக்கான கிருமி வகைகள் தோன்றுகின்றன. இன்னும் புதிய வகைகள் தோன்றிக் கொண்டேயிருக்கும். ஏனென்றால், நாம் உண்ணும் உணவுகள் காலந்தோறும் மாற்றமடைகின்றன. சமையல் முறையும், உணவில் கலக்கும் பொருட்களும் மாறி வருகின்றன. எனவே உடலில் உருவாகும், தேங்கும் கழிவுகளின் தன்மையும் மாறிக் கொண்டே இருக்கும். எதிர்காலத்தில் ஒரு மனித உடலில் இருக்கும் கிருமி, இன்னொரு மனித உடலில் தோன்றும் கிருமியை விட வேறுபட்டதாக இருக்கும்.

இன்னும் சில வருடங்களில் இரு கிருமிகள் ஒரே தோற்றத்தில் இல்லாமல் போகும் வாய்ப்புகள் அதிகம். இப்படி சிக்கல்கள் வருமென்பதால் தான் கிருமிகளை வகைகளாகவும், குடும்பங்களாகவும் பிரித்து வைத்திருக்கிறார்கள். ஏதாவது ஒரு புதிய கிருமி உருவாகி விட்டால் "இது இந்த வகை, அந்த குடும்பம்" என்று எளிமையாகச் சொல்லி விடலாம்.

ஆக, கிருமிகள் குறித்த எல்லா வகை ஆய்வுகளும் கிருமிகள் வெளியில் இருந்து மனித உடலிற்குள் நுழையும் எதிரிகள் என்ற அடிப்படையிலேயே மேற்கொள்ளப்படுகின்றன. அடிப்படையிலேயே சிக்கல் இருப்பதால் கிருமிகள் குறித்த சரியான ஆய்வுகள் இக்காலத்தில் செய்யப்படுவதில்லை.

கிருமிகளின் தோற்றத்தை, விளக்கத்தை வெறுமனே செத்துப்போன ஒரு நாயின் உடலை வைத்து மட்டும் சொன்னால் போதுமா? அதற்கு போதுமான அறிவியல் ஆதாரங்கள் தேவைதானே? வாருங்கள்... கிருமிகள் குறித்த ஆய்வுகளுக்குள் செல்வோம்.

15

கிருமிகள் எங்கிருந்து தோன்றுகின்றன? என்பதையும், எதை உண்டு வளர்கின்றன? என்பதையும், கிருமிகள் எவ்வாறு அழிகின்றன என்பதையும் பார்த்தோம். கிருமிகள் பற்றிய வரலாற்று ஆராய்ச்சிகளை நாம் பார்ப்பதற்கு முன்னால் இன்னும் சில விஷயங்களைத் தெளிவு படுத்திக் கொள்ளலாம்.

அம்மை நோய் வந்தால் கிராமங்களில் என்ன செய்வார்கள்?

"மூட நம்பிக்கையிலிருந்து இன்னும் விடுபடாத கிராமத்து மக்கள் 'அம்மன் விளையாட்டு' என்று சொல்லி, வேப்பிலையை அரைத்து உடலில் தடவிக் கொள்வார்கள். அம்மனுக்கு ஆகாது என்று வீட்டில் சமையலையே நிறுத்தி விடுவார்கள்." நாகரீகம் வளர்ந்த நம் பதில் இதுவாகத்தானிருக்கும். கிராமங்களில் இவற்றையெல்லாம் செய்கிறார்கள் சரி. ஆனால் அம்மை என்ன ஆகிறது? அம்மை சரியாகி விடுகிறது என்பதுதான் முக்கியமானது.

அவர்கள் கூறும் காரணங்களை விட, அம்மை நோய் வந்தவருக்கான வாழ்வியல் முறைகள் மிக முக்கியம். இந்தியா சுதந்திரம் பெறுவதற்கு முன்னால் அம்மை நோயைக் கண்டு அச்சமடைந்தனர் அறிவியலால் வளர்ந்தவர்களாக நம்பப்பட்ட ஆங்கிலேயர்கள். அம்மையைக் கண்டு ஏன் பயந்தார்கள்? அம்மை என்பது கிருமிகளால் வரும் ஒரு பயங்கர நோய் என்பது அறிவியலாளர்களின் கருத்து.

இப்போதும் நகரவாசிகளும், படித்தவர்களும் கிருமி நோய்களைக் கண்டு அஞ்சுவதில் ஆச்சரியமில்லை தானே? ஆனால் கிராமத்து மக்கள் அம்மையைக் கண்டு அஞ்சுவதற்குப் பதிலாக சில வழிமுறைகளை வைத்திருந்தார்கள்.

நாம் ஏற்கனவே பார்த்திருக்கிறோம்... கிருமிகள் வெளியிலிருந்து வருவதில்லை. உடலில் உருவாகும் கழிவுகளிலிருந்து தான் உருவாகிறது. அம்மை நோயும் அப்படித்தான். எனவே கழிவுகளை வெளியேற்றும் உடலின் எதிர்ப்பு சக்திக்கு துணையாக சில

வழிமுறைகளை மேற்கொண்டால் கிருமி நாசினி எதுவும் இல்லாமல் கிருமிகள் இறந்து போகின்றன. அவை உருவாவதற்குக் காரணமான கழிவுகள் நீங்கி விடுகின்றன. அது என்ன வழிமுறைகள்?

உடலிற்கு முழு ஓய்வு அளிப்பது.

பசியில்லாமல் எதையும் உண்பதில்லை.

அப்படியே பசி ஏற்பட்டாலும் சமைக்காத உணவுகளை, பழங்களைச் சாப்பிடுவது.

உடல் குளிர்ச்சி அடைவதற்காக வேப்பிலையைப் பயன்படுத்துவது.

மேற்கண்டவற்றை செய்வதற்காகச் சொல்லப்படும் காரணங்கள் எப்படி இருந்தாலும், காரியங்கள் மிகச்சரியானவை என்பதால் அம்மை அகலிறது. உடல் தானே குணப்படுத்திக் கொள்கிறது.

நாம் அம்மை நோய்க்கு வேப்பிலை பயன்படுத்துவதால் அது கிருமிகளை விரட்டி, நோயைப் போக்குகிறது என்று புதுக்கதை சொல்கிறோம். கிராமத்து மக்கள் கடைபிடிக்கும் வழிமுறைகளில் வேப்பிலைப் பயன்பாட்டைத் தவிர்த்து விட்டு, மற்றவைகளை பின்பற்றினாலும் அம்மை நோய் சரியாகி விடும். அம்மை வந்த நபர் அது நீங்கும் வரை முழு ஓய்வில் இருப்பதால் குளிப்பதில்லை. இயல்பிலேயே குளிர்ச்சியைக் கொண்ட வேப்பிலையைப் பயன்படுத்துவதால் குளியல் தரும் குளிர்ச்சியை விட அதிகமான குளிர்ச்சியை உடல் பெறுகிறது. ஆக, வேப்பிலை மட்டுமல்ல அவர்கள் பின்பற்றும் ஒவ்வொரு வழி முறையும் அம்மையை அகற்றுகிறது.

நூற்றாண்டுகள் கடந்த பழைய வழி முறைகளை வைத்துக் கொண்டு, இப்போதும் கிராமத்து மக்கள் அம்மையிலிருந்து தங்களை விடுவித்துக் கொள்கிறார்கள். ஆனால் படித்தவர்கள் அம்மைக்கு தடுப்பூசி போட்டுக் கொள்கிறோம். அதன் பிறகும் அம்மை வந்தால் அதற்கும் ரசாயன மருந்துகளைச் சாப்பிடுகிறோம். அம்மைக்காக முதன் முதலில் கண்டுபிடிக்கப் பட்ட தடுப்பு மருந்தும், தடுப்பூசியும் தடை செய்யப்பட்டு தொடர்ந்து ஆய்வுகள் நடந்து புதியவைகள் கண்டுபிடிக்கப்பட்டுக் கொண்டேயிருக்கின்றன. கிராமத்து வழிமுறைகள் பல நூறாண்டுகளாக அப்படியே இருக்கின்றன. அதன் பயன்பாடும் மாறவேயில்லை. இவற்றில் எது அறிவியல்?

எழுத்தாளர் தமிழ்வாணன் 1964 இல் இயற்கை மருத்துவம் பற்றி எழுதும் போது கீழ்க்கண்டவாறு இதைக் குறிப்பிடுகிறார்.

"அம்மை நோய் - மாரியம்மனால் ஏற்படுகிறது என்று நம்பும் கிராமத்து மக்களின் நம்பிக்கையும், அம்மை நோய் - கிருமிகளால் ஏற்படுகிறது என்று நம்பும் படித்தவர்களின் நம்பிக்கையும் - மூட நம்பிக்கையே அன்றி வேறில்லை."

அம்மை நோயைப் போன்றே மஞ்சள் காமாலைக்கும் கிராமங்களில் மருத்துவம் இருக்கிறது. இப்போது நடைமுறையில் இருக்கிறது.

மஞ்சள் காமாலையும் கிருமிகளால் ஏற்படும் நோய்தான் என்று கூறுகிறது ஆங்கில மருத்துவம். மஞ்சள் காமாலையின் போது உடலில் நடப்பது என்ன?

சாதாரண நிலையில் நம் ரத்தத்தில் உள்ள கழிவுகளை இரண்டு முக்கியமான உறுப்புகள் பிரித்து கழிவுகளாக மாற்றி வெளியேற்றும் வேலையைச் செய்கிறது. ஒன்று - சிறுநீரகம். உடலைப் பாதிக்கும் ரசாயனங்கள் இல்லாத கழிவுகளை நம்முடைய சிறுநீரகம் பிரித்து சிறுநீராக வெளியேற்றுகிறது. இரண்டு - கல்லீரல். நச்சுத்தன்மை உள்ள கழிவுகளை கல்லீரல் பிரித்தெடுக்கிறது.

கல்லீரலால் கிரகிக்கப்படும் ரசாயன நச்சுப் பொருட்கள் பித்தப்பையில் தான் அடைக்கப்பட்டு, அவை உடலில் கலந்து விடாமல் பாதுகாக்கப்படுகிறது. முடிந்தவரை நச்சுக்களை தன்வயப்படுத்தி கல்லீரலின் துணையோடு அவற்றை அழித்து விடுகிறது பித்தப்பை. இவ்வாறு சேமிக்கப்படும் பித்தப்பை கழிவுகள் அளவு மீறும் போது, பித்த நீர் ரத்தத்தில் கலக்கிறது.

சாதரணமாக செரிமானத்திற்கு உதவுவதற்காக பித்த நீர் சிறுகுடலில் கலக்கும். ஆனால் பித்தப்பையின் கழிவுகள் எல்லை மீறும் போது பித்த நீர் ரத்தத்தில் கலக்கும். ரத்தத்தில் கலந்த பித்தநீரை சிறுநீரகம் பிரித்து, சிறுநீரின் வழியாக வெளியேற்றும். இந்நிலையைத்தான் மஞ்சள்காமாலை என்று அழைக்கிறோம். மஞ்சள் காமாலை என்று நாம் கண்டுபிடிப்பதே உடல் பித்தக் கழிவுகளை வெளியேற்றிக் கொண்டிருக்கும் போதுதான். ஆக, உடலின் சிகிச்சையைத்தான் நாம் வழக்கம் போல் நோய் என்று சொல்லிக் கொள்கிறோம்.

இப்படி இயங்கும் உடலிற்கு - துணை செய்வதுதான் வாழ்வியல் வழிமுறைகள். இவற்றைச் சரி செய்தால் போதும். உடல் தன்னுடைய

நோய் அகற்றும் வேலையை எளிமையாகவும், வேகமாகவும் செய்யும். இதைப் புரிந்து கொண்டுதான் நம் முன்னோர்கள் வழிமுறைகளை வகுத்துப் பின்பற்றினார்கள்.

மருத்துவ விஞ்ஞானம் - மஞ்சள் காமாலையும் கிருமிகளால் வரும் நோய் என்று சொல்லி வருகிறது. அதற்கென தடுப்பூசிகளும், ரசாயன மருந்துகளும் கண்டுபிடிக்கப்பட்டுள்ளன... பல விதமான சர்ச்சைகளோடு.

அம்மை நோயைப் போலவே மஞ்சள் காமாலைக்கும் கிராமங்களில் சிகிச்சை உண்டு... வாழ்வியல் வழிமுறைகளோடு. நாம் இன்னும் கிருமிகள் பற்றிய கதைகளையும், ரசாயன மருந்துகளையும் வைத்துக் கொண்டு உடலோடு போராடிக் கொண்டிருக்கிறோம்.

கிருமிகளால் வருகிறது என்று சொல்லப்பட்ட நோய்களையும், கிருமிகள் பற்றிய எந்த அடிப்படை அறிவுமற்ற நம் தாத்தா, பாட்டிகள் தங்கள் வழிமுறைகள் மூலம் விரட்டியடித்தார்கள் என்பதை நாம் நினைவு கூற வேண்டும்.

அம்மை, மஞ்சள் காமாலை கதைகளை விட மலேரியாவின் கதை இன்னும் சுவாரசியமானது. வாருங்கள்... மலேரியாவின் வெளிநாட்டுக் கதையைப் பார்க்கலாம்.

16

கிருமிகளால் வரும் நோய்கள் என்று அறிவிக்கப்பட்ட மஞ்சள் காமாலை மற்றும் அம்மை நோய்களை படிப்பறிவற்ற கிராமத்து மக்கள் எவ்வாறு எதிர் கொள்கிறார்கள் என்று பார்த்தோம். எந்தெந்த வைரஸ்களால் என்னென்ன நோய்கள் வருகின்றன என்று தெரியாத நம் முன்னோர்கள் கிருமிகளால் பரவும் என்று நம்பப்பட்ட நோய்களுக்கு தீர்வுகளைக் கையில் வைத்திருந்தார்கள். அதனுடைய எச்சங்களை இன்றும் நாம் கிராமங்களில் பார்க்க முடியும்.

அம்மை, மஞ்சள் காமாலை போன்ற இந்தியக் கதைகளுக்கான ஆதாரங்கள் வாய் மொழி வரலாறும், வாழ்கின்ற மனிதர்களும் மட்டுமே. ஆனால் அறிவியலுக்கு அது போதாதே. எழுத்துப் பூர்வமான ஆதாரங்களோடு கூடிய கிருமிக் கதை வேண்டுமானால் நாம் மலேரியா பற்றிப் பார்க்கலாம்.

இன்றைய மருத்துவ விஞ்ஞானம் கூறுகிறது – "மலேரியா காய்ச்சலுக்கு காரணம் - மலேரியா கிருமிகள் (Malaria parasites). இக்கிருமிகளைக் கொல்லும் ரசாயனங்கள் தராமல் மலேரியாவிலிருந்து விடுபட முடியாது."

மலேரியாவிற்கு காரணம் கிருமிகள் என்பதை விஞ்ஞானம் எப்போது கண்டுபிடித்தது?

1860 களில் தான் கிருமிகளைப் பற்றிய அடிப்படை கண்டுபிடிப்பு லூயிஸ் பாஸ்டரால் வெளியிடப்படுகிறது. பின்பு, ஜெர்மனியைச் சேர்ந்த ராபர்ட் கோச் பாஸ்டரின் வாதங்களுக்கு வலு சேர்க்கும் அடிப்படையில் பாக்டீரியாலஜியை உருவாக்குகிறார். ஒவ்வொரு நோயாக பட்டியலிடப்பட்டு அவற்றுக்கான காரணங்களாக - கிருமிகளுக்கு பெயர் சூட்டப்பட்டது.

இந்த வரிசையில் மலேரியாவுக்குக் காரணமான கிருமியும் கண்டுபிடிக்கப்பட்டது. பின்பு கிருமிக் கொல்லி மருந்துகள் 1929 - இல் அறிமுகப்படுத்தப்பட்டன.

முதல் கிருமிக் கொல்லி (Antibiotic) மருந்தான பென்சிலின் - பயங்கரமான பக்க விளைவுகளை ஏற்படுத்துகிறது என்று இப்போது விஞ்ஞானம் அறிவித்திருப்பது வேறு விசயம். அப்படியானால், மலேரியாவிற்கான மருந்து 1930களுக்குப் பிறகு தான் கண்டுபிடிக்கப்பட்டது.

இது ஒருபுறம் இருக்கட்டும். மருத்துவ வரலாற்றில் கிருமிகள் காலத்திற்கு இன்னும் சற்று முன்னோக்கிப் போவோம்.

கி.பி. 1795 - இல் டாக்டர். சாமுவேல் ஹானிமனால் ஆங்கில மருத்துவத்திற்கு எதிராக ஹோமியோபதி கண்டுபிடிக்கப் பட்டது. அவர் கண்டுபிடித்த முதல் ஹோமியோபதி மருந்து - சின்ஹோனா Cinhona). இது - எந்த ஆய்வில் கண்டுபிடிக்கப் பட்டது தெரியுமா? மலேரியா பற்றிய ஹானிமனின் ஆய்வில் கண்டுபிடிக்கப்பட்டது!

மலேரியா காய்ச்சல் ஏற்பட்ட நபர்களுக்கு ஜெர்மனியில் அப்போது சின்ஹோனா மரப்பட்டையை அங்குள்ள மக்கள் மருந்தாகப் பயன்படுத்தி, மலேரியாவில் இருந்து விடுபட்டனர். டாக்டர் ஹானிமனுக்கு ஒரு சந்தேகம் எழுந்தது. மலேரியா காய்ச்சலுக்கும், மருந்தாகப் பயன்படும் சின்கோனா மரப்பட்டைக்கும் என்ன தொடர்பு? இந்த கேள்வியில் இருந்து ஆய்வைத் துவங்கிய ஹானிமன் ஹோமியோபதி என்ற மாற்று மருத்துவங்களின் முன்னோடி மருத்துவத்தைக் கண்டுபிடித்தார். அவர் கண்டுபிடித்த முதல் ஹோமியோபதி மருந்து மலேரியா உட்பட பலவகையான நோய்களுக்கு பயன்பட்டது.

1795 முதல் இன்று வரை ஹோமியோபதி மருத்துவர்கள் மலேரியா உள்பட பல்வேறு நோய்களுக்கு இம்மருந்தை பயன்படுத்தி வெற்றி கண்டுள்ளார்கள்.

இங்குள்ளவை - மருத்துவ வரலாறு. அதன் முரண்பாட்டைக் கவனியுங்கள்!

மலேரியாவிற்கு கிருமிகள்தான் காரணம் என்று கண்டுபிடிக்கப் பட்டது - 1864 - இல்.

மலேரியாவை - கிருமிகளைப் பற்றிய பயமே இல்லாமல் குணமாக்கும் மருந்து பயன்படுத்தப்பட்டது - 1790 களுக்கு முன்பிருந்தே!

அறிவியல் ரீதியாக ஹானிமன் கண்டுபிடித்த மலேரியாவிற்கான மருந்து உருவானது 1795 இல்.

ஏற்கனவே மருந்து கண்டுபிடிக்கப்பட்ட ஒரு நோய்க்கு - 70 ஆண்டுகளுக்குப் பின்பு ஒரு காரணமும், பின்னர் நேர்மாறான இன்னொரு மருந்தும் கண்டுபிடிக்கப்பட என்ன காரணம்?

அன்றைய மருத்துவத் துறைக்கு நோய்களுக்கான புதிய காரணமும், வியாபாரத்திற்கு புதிய மருந்துகளும் தேவைப்பட்டன. நாம் இப்போது கிருமிகள் பற்றிய அதிமுக்கியமான பகுதிக்கு வந்திருக்கிறோம். 1800 களில் வாழ்ந்த இரு விஞ்ஞானிகளைப் பற்றியும், அவர்களீன் ஆய்வுகளையும் நாம் தெரிந்து கொள்ள வேண்டும்.

ஒருவர் லூயி பாஸ்டர். நாம் பள்ளிப் பாடங்களில் படித்த கிருமிகளின் நாயகன். இன்னொருவர் பிரான்சைச் சேர்ந்த டாக்டர்.ஆண்டனி பீச்சாம்ப். பாஸ்டரின் கண்டுபிடிப்புகளுக்கு முன்னோடியாகவும், மறைக்கப்பட்ட ஆய்வுகளின் கண்டுபிடிப்பாளராகவும் இருந்த பீச்சாம்ப் மருத்துவ வரலாற்றில் இருட்டடிப்பு செய்யப்பட்ட ஒரு அறிவியலாளர்.

அவர் பற்றிய நூல்களும், அவர் எழுதிய நூல்களும் அவர் வாழ்ந்ததற்கும் - அவர் கண்டுபிடிப்புகளுக்குமான ஆதாரங்களாக விளங்குகின்றன. கிருமிகள் பற்றிய கேள்விகள் உலகில் எழும் போதெல்லாம் பீச்சாம்பை, அவருடைய ஆய்வை மருத்துவ உலகம் லேசாக நினைவு கூறும்.

மற்ற நேரங்களில் கிருமி பயத்தைப் பரப்புவதும், கிருமிகளுக்கான புதிய மருந்துகளைச் சந்தைப் படுத்துவதும் நடந்து கொண்டிருக்கும்.

யார் இந்த பீச்சாம்ப்? அவருக்கும் பாஸ்டருக்கும் என்ன தொடர்பு? இந்தக் காலத்து சினிமா கதைகளை மிஞ்சும் சாகசப் பொய்கள் நிரம்பிய வரலாற்றுக்குள் செல்லலாம்... அறிவியல் பூர்வமான ஆதாரங்களோடு.

17

வரலாறு நமக்கு ஏராளமானவற்றைக் கற்றுத் தருகிறது. நாம் ஏற்கனவே கற்றவற்றை புரட்டிப் போடுகிறது. நாம் சரி என்று நினைத்த பலவற்றை தவறாகவும், தவறென்று கருதிக் கொண்டிருந்த சிலவற்றை சரியென்றும் மாற்றி விடும் வல்லமை வரலாற்றிற்கு உண்டு.

வீரபாண்டிய கட்டப்பொம்மன் மிகப்பெரிய வீரனென்றும், வெள்ளையர்களுக்கு எதிராக வரி கொடுக்காமல் அடிமைத்தனத்தை எதிர்த்து போராடியவர் என்றும் பழைய வரலாறும், தமிழ்ச் சினிமாக்களும் நமக்குக் கற்பித்திருக்கின்றன. மிகப்பெரிய அளவில் பேசப்பட்ட மாபெரும் தலைவர்களின் கதைகளின் நிழல்களில் சாதாரண மனிதர்களின் போராட்டங்கள் வெளிச்சத்திற்கு வராமலே போன கதைகளும் நம் வரலாற்றில் அதிகம்.

கட்டப்பொம்மனின் வரலாறு தொடர்பான ஆய்வு ஒன்று இன்னும் சில விஷயங்களை முன்வைக்கிறது. அது உண்மையா? அனுமானமா? என்பதெல்லாம் விவாதத்திற்குரியதுதான். ஆனாலும் அதனை முற்றாகப் புறக்கணித்து விடவும் முடியாது. என்ன சொல்கிறது அந்த ஆய்வு?

கட்டப்பொம்மன் தான் வரி கொடுக்காமல் போனதற்கான காரணங்களை விளக்கி அன்றைய கலெக்டருக்கு எழுதிய கடிதம் பற்றியும், கலெக்டரை சந்திப்பதற்காக அவர் முகாமிட்டிருந்த ஊர்களுக்கெல்லாம் படை பரிவாரங்களோடு நாட்கணக்கில் காத்திருந்ததையும், அதற்கான ஆவணங்கள் பற்றியும் அந்த ஆய்வு பேசுகிறது. “உனக்கு ஏன் தர வேண்டும் வரி?” என்று மீசையை முறுக்கிக் கொண்டு பேசும் சிவாஜியின் பிம்பம் - புதிய வரலாற்று ஆவணங்களின் வரவால் கேள்விக்குள்ளாகிறது.

இப்படி வரலாறு எப்போதுமே ஒரு பகுதி உண்மையை மட்டும் சொல்லிச் செல்கிறது. பகுதி உண்மை என்பது முழு உண்மையின்

ஒரு பகுதிதான். முழு உண்மை வெளிப்படும் போதுதான் பகுதி உண்மையின் தன்மை நமக்கு விளங்கும்.

இந்த விதிக்கு மருத்துவ வரலாறும் மாறுபட்டதல்ல. சாகசக் கதைகளும், கற்பனைகளும் நிறைந்த வரலாறு மருத்துவத்திலும் அதிகம் தான். அப்படி ஒரு சாகசக் கதைதான் கிருமி பற்றிய வரலாற்றுக் கதையும்.

அப்படி மருத்துவ வரலாற்றுக்கு புது வெளிச்சம் பாய்ச்சிய சில நூல்கள் மிக முக்கியமானவை. "மருத்துவ வரலாற்றின் தொலைக்கப்பட்ட பக்கங்கள்" என்ற துணைத்தலைப்போடு வெளிவந்த டக்ளஸ் ஹியூமின் "பாஸ்டர் ஆர் பீச்சாம்ப்" நூல் கிருமிகள் பற்றிய 1800 களின் நிகழ்வுகளை ஆதாரங்களோடு பதிவு செய்தது. அதற்குப் பிறகு தான் டாக்டர். ஆண்டனி பீச்சாம்ப் பற்றிய தேடுதல்கள் விரைவடைந்தன.

பீச்சாம்பின் முக்கிய நூல்களான "இரத்தம் மற்றும் அதன் மூன்றாவது காரணி", "நுண்ணுயிர்கள்" போன்ற பிரெஞ்சு நூல்கள் கண்டுபிடிக்கப்பட்டன. 1940 களில் அமெரிக்க மருத்துவர் ஹென்றி லிண்ட்லார் "இயற்கை மருத்துவ தத்துவங்கள்" என்ற ஆங்கில நூலில் இது குறித்து விரிவாக எழுதியிருந்தார். ("நோய்க்கு அஞ்சேல்" என்ற பெயரில் இந்நூல் இப்போது தமிழில் வெளிவந்திருக்கிறது. வெளியீடு : சந்தியா பதிப்பகம் மொழிபெயர்ப்பு : போப்பு). லிண்ட்லாரின் ஆங்கில நூல் டாக்டர்.எம்.ஜி.ஆர். மருத்துவப் பல்கலைக்கழகத்தில் இயற்கை மருத்துவப் பட்டப்படிப்பிற்கான பாடநூலாக இப்போதும் இருக்கிறது.

வாருங்கள்... கிருமிகள் பற்றிய வரலாற்றைக் கொஞ்சம் திரும்பிப் பார்க்கலாம்.

1600 களில் ஆண்டனி வான் லீவன் ஹாக் என்ற விஞ்ஞானி மனித உடலில் சிறிய உயிரினங்கள் வாழ்வதைக் கண்டுபிடித்தார். இதுவரை அறிவியல் அறிந்திருந்ததை விட வேறுபட்டவைகளாக இந்த புதிய உயிர்கள் இருந்தன. சில நபர்களின் உடல்களில் இருந்தன. பல பேரின் உடல்களில் இவ்வுயிர்கள் இல்லை. எனவே, சிறிய விலங்குகள் என்ற அடைமொழியோடு இந்தக் கண்டுபிடிப்பை வரலாறு பதிவு செய்து கொண்டது.

1700 களின் மத்தியில் பிரான்ஸ் நாட்டு மருத்துவரும், விஞ்ஞானியுமான டாக்டர். ஆண்டனி பீச்சாம்ப் இந்த சிறிய

விலங்குகள் என்ன நம் உடலில் என்ன செய்கின்றன? என்று ஆராய்ந்தார். அவற்றுக்கு "மைக்ரோசைமாஸ்" என்று பெயரிட்டார். தமிழில் நுண்ணுயிர்கள் என்று கூறலாம். இவற்றால் மனிதர்களுக்கு தீமை விளைவதில்லை என்பதை மட்டும் பீச்சாம்ப் கூறினார். ஆனால் அது குறித்த ஆய்வுகள் தொடர்ந்து கொண்டிருந்தன.

1841 இல் மனித உடலில் தோன்றும் எல்லா நோய்களுக்கும் கழிவுகள் மட்டுமே காரணம்; வேறு காரணங்கள் இல்லை" என்று டாக்டர். ஹென்லி லிக்கோ கோட்பாட்டை வலியுறுத்தினார். லிக்கோ கோட்பாடு என்பது நாம் ஏற்கனவே பார்த்த கழிவுகள் பற்றிய விஷயங்கள் தான்.

கிருமிகள் பற்றிய ஆய்வுகளும், விவாதங்களும் உலகம் முழுவதும் பல்வேறு மருத்துவர்களால் நடத்தப்பட்டுக் கொண்டிருந்தது. 1846 இல் வியன்னா மருத்துவமனையில் வேலை செய்து கொண்டிருந்தார் ஹங்கேரி மருத்துவர் செம்மெல்வெய்ஸ். அங்கு இருந்த இரண்டு மருத்துவமனைகளில் பிரசவத்திற்காக வந்த பல தாய்மார்கள் பிரசவக் காய்ச்சலால் இறந்து போயினர். செம்மெல்வெய்ஸ் இரண்டு மருத்துவமனைகளின் நடைமுறைகளை ஆய்வு செய்த போது பிரசவ கால இறப்புகள் அனைத்தும் ஒரு மருத்துவமனையில் அதிகம் நடப்பதை கண்டறிந்தார்.

ஒரு மருத்துவமனையில் 20 - 30 சதம் இறப்பும், இன்னொன்றில் 2 - 3 சத இறப்பும் நடந்து கொண்டிருந்தது. அதிகம் இறப்பு நடந்த மருத்துவமனையில் பிரசவம் பார்க்க பொதுமக்கள் பயந்து இரண்டாவது மருத்துவமனையையே நாடினர். இரண்டு மருத்துவமனைகளிலும் ஒரே நடைமுறைகளே பின்பற்றப்பட்டு வந்தன. ஆனாலும் ஏன் ஒன்றில் அதிக இறப்பு ஏற்படுகிறது என்று செம்மெல்வெய்ஸிற்கு புரியவில்லை.

செம்மெல்வெய்ஸின் நண்பர் டாக்டர்.ஜாகோப் பிரேத பரிசோதனையின் போது, அறுவை சிகிச்சைக்குப் பயன்படும் கத்தி கீறியதால் காய்ச்சல் ஏற்பட்டு இறந்து போனார். இறப்பிற்கு முன் ஏற்பட்ட காய்ச்சலும், பிரசவக் காய்ச்சலும் ஒரே மாதிரியாக இருந்ததை செம்மெல்வெய்ஸ் கவனித்தார். தன் மருத்துவமனையின் பிரேத பரிசோதனைக்கும், பிரசவ காய்ச்சலுக்கும் ஏதோ தொடர்பு இருப்பதை அறிந்தார் செம்மெல்வெய்ஸ்.

இறப்பு அதிகமான மருத்துவமனைக்கும், இறப்பு குறைவான மருத்துவ மனைக்கும் ஒரு வேறுபாட்டைக் கண்டுபிடித்தார் செம்மெல்வெய்ஸ். பிரேத பரிசோதனை அறையில் வேலை செய்யும் நபர்கள் பிரசவம் பார்க்கும் மருத்துவமனையில் பிரசவக் காய்ச்சல் ஏற்படுவதைப் புரிந்து கொண்டார் செம்மெல்வெய்ஸ். பிரேத பரிசோதனை அறையில் வேலை செய்து விட்டு, பிரசவம் பார்ப்பதற்கு முன்பாக குளோரின் கலந்த லைமினால் கைகழுவுவதை கட்டாயமாக்கினார் செம்மெல்வெய்ஸ். இப்போது இறப்பு அதிகமான மருத்துவமனையில் 90% இறப்பு குறைந்தது.

கிருமிகள் பற்றிய ஆய்வுகள் நடந்து கொண்டிருந்த அக்காலத்தில் செம்மெல்வெய்ஸ்இன் கைகழுவுதல் முறை கிருமிகள் பற்றிய புதிய கருத்துக்கு வலு சேர்த்தது.

செம்மெல்வெய்ஸின் கைகழுவும் முறை எப்படி வேலை செய்தது? என்று புரிந்து கொள்ளும் முன்பு நாமும் கைகழுவினால் கிருமிகளிடம் இருந்து தப்பித்து விடலாம் என்றோ, இறப்பின் சதவிகிதத்தைக் குறைத்து விடலாம் என்று கற்பனை செய்ய வேண்டாம். லூயிஸ் பாஸ்டர் கூறும் கிருமிக் கொள்கை பற்றிப் பார்த்து விட்டு, கைகழுவுதல் எப்படி வேலை செய்தது என்று விரிவாகப் பார்க்கலாம்.

18

கிருமிகள் பற்றி அறிந்து கொள்ளும் போது தவிர்க்க முடியாத இரண்டு பெயர்கள் - லூயிஸ் பாஸ்டர் மற்றும் ஆண்டனி பீச்சாம்ப்.

டாக்டர்.ஆண்டனி பீச்சாம்ப் நுண்ணுயிர்கள் குறித்த தனது கருத்தை ராபர்ட் கோச் மற்றும் ஹென்லி ஆகியோருக்கு முன்னதாகவே வெளியிட்டவர். மனித உடலில் இயல்பாக இல்லாத சில வகை நுண்ணுயிர்கள் திடீரெனத் தோன்றுவதாகக் கூறிய பீச்சாம்ப், அவை மனிதர்களுக்கு நன்மை பயப்பதா? அல்லது கேடு விளைவிப்பதா? என்று கண்டுணர முடியவில்லை என்று தெரிவித்திருந்தார்.

இந்நிலையில் தான் லூயிஸ் பாஸ்டர் கிருமிக் கொள்கையை வெளியிட்டார். கிருமிகள் தான் நோய்களுக்குக் காரணம். காற்றில் பரவும் கிருமிகள் மனித உடலிற்குள் புகுந்து நோய்களை உருவாக்குகின்றன என்பது தான் பாஸ்டர் அறிவித்த கிருமிகள் பற்றிய கண்டுபிடிப்பு. யார் இந்த லூயி பாஸ்டர்?

பாஸ்டர் பிரான்சிலுள்ள டோல் என்ற ஊரில் 1822 இல் பிறந்தவர். வேதியியலில் பட்டம் பெற்ற பாஸ்டர் வேதியியல் கலவை மருந்துகளை தயாரித்துக் கொண்டிருந்தார். 1848 இல் டிஜோன் கல்லூரியிலும், 1849 இல் ஸ்டராஸ்போர்க் கல்லூரியிலும் பேராசிரியராக இருந்தார். 1854 இல் லில்லி பல்கலைக்கழகத்தின் அறிவியல் துறைத் தலைவராகப் பொறுப்பேற்றார்.

பீச்சாம்பின் நுண்ணுயிர்கள் பற்றிய கண்டுபிடிப்பு வெளியிடப்பட்ட போது, லூயி பாஸ்டர் வேதியியலாளராகவும், கல்வியியலாளராகவும் இருந்தார். இக்காலத்தில் மனித உடல் குறித்த ஆராய்ச்சிகளிலோ, நுண்ணுயிர்கள் குறித்த கருத்துக்களிலோ ஆர்வமற்றவராகவும், அதுகுறித்த பார்வை இல்லாதவராகவும் பாஸ்டர் இருந்தார் என்பது குறிப்பிடத்தக்கது.

1881 இல் லூயிஸ் பாஸ்டர் கிருமிகளால் தான் நோய்கள் உருவாகின்றன என்ற கொள்கையை வெளியிட்டார்.

இக்கொள்கையை எதிர்த்து பிரெஞ்ச் சயிண்டிஸ்ட் ஃபோரத்தின் பல விஞ்ஞானிகள் கேள்விகளை எழுப்பினர். உலக மருத்துவ பத்திரிகையான "தி லேன்செட்" கிருமிக் கொள்கையை கடுமையாக விமர்சித்தது. "கிருமிகள் பற்றிய கண்டுபிடிப்புகள் முன்னுக்குப் பின் முரணாகவும் பொருத்தமற்றதாகவும் இருக்கிறது" என்று விமர்சித்தது. ஆனால் எல்லா எதிர்ப்புகளையும் மீறி, கிருமிக் கொள்கை உலகம் முழுவதும் பரப்பப்பட்டது. அதற்கு இரண்டு காரணங்கள். ஒன்று - லூயிஸ் பாஸ்டர் அன்றைய பிரெஞ்ச் அரசரான லூயி நெப்போலியனின் ஆதரவாளரும், ஆசி பெற்றவருமாவார்.

இரண்டாவது காரணம் - உலகம் முழுவதும் ஆங்கில மருத்துவத்திற்கு எதிராக பரவி விட்ட ஹோமியோபதியை ஒழித்துக் கட்ட வேண்டிய அவசியம் ஆங்கில மருத்துவம் சார்ந்த நிறுவனங்களுக்கு இருந்தது.

உலகம் முழுவதும் ஆங்கில மருத்துவத்திற்கு எதிராக ஹோமியோபதி பரவி விட்டது என்பது நமக்கு ஆச்சரியமாக இருக்கலாம். மருத்துவ வரலாற்றை கொஞ்சம் முன்னோக்கிப் பார்க்க வேண்டும். 1796 இல் டாக்டர் சாமுவேல் ஹானிமென் என்ற ஆங்கில மருத்துவர் ஹோமியோபதியைக் கண்டுபிடித்தார். அதற்கான காரணமாக அவர் சொன்னது என்ன தெரியுமா? "ஆங்கில மருத்துவத்தின் அடிப்படையே தவறு. அது இயற்கைக்கும், மனித குலத்துக்கும் எதிரானது."

இப்படி கண்டுபிடிக்கப்பட்ட ஹோமியோபதி நோய்க்கான காரணங்கள் குறித்து பேசினாலும், அதனை குணப்படுத்துவது குறித்துத்தான் முழு வீச்சில் விவாதித்தது. ஆங்கில மருத்துவர்கள் பலரும் ஹானிமனின் மருத்துவத்தைக் கற்க ஜெர்மனிக்கு வந்தார்கள். ஒரு கட்டத்தில் உள்நாட்டுப் பிரச்சினையில் ஹானிமன் நாடு கடத்தப்பட்டார். அவரை இங்கிலாந்து அரசு அழைத்து, அவருக்கான மருத்துவக் கல்லூரியையும் வழங்கியது லண்டன் நகரம். ஆயிரக்கணக்கான ஆங்கில மருத்துவர்கள் ஹோமியோபதி கற்க லண்டன் வந்து சென்றார்கள்.

அதெல்லாம் சரி. ஏன் அன்று ஹோமியோபதி என்ற மருத்துவத்திற்கு இவ்வளவு வரவேற்பு இருந்தது?

நாம் இன்று பார்க்கும் ஆங்கில மருத்துவத்தின் முக்கிய அம்சங்கள் என்னென்ன? வலி குறைப்பு மருந்துகள், அறுவை சிகிச்சை, ஆண்டிபயாடிக் எனும் நுண்ணுயிர்க் கொல்லி மருந்துகள்

போன்றவை. ஆனால் இவை எதுவுமே இல்லாத ஆங்கில மருத்துவம் எப்படி இருந்திருக்கும்?

உலகம் முழுவதும் பின்பற்றப்பட்ட பல்வேறு நாடுகளில் பயன்படுத்தப்பட்ட மருத்துவக் குறிப்புகளின் அடிப்படையில் உருவான மருத்துவம் தான் - ஆங்கில மருத்துவம். டாக்டர் ஹிப்போக்ரேட்ஸ் கி.மு.600 களில் அன்று இருந்த மருத்துவக் குறிப்புகளை ஒருங்கிணைத்து மருத்துவப் பள்ளியைத் துவங்கினார். ஹிப்போக்ரேட்ஸ் தான் ஆங்கில மருத்துவத்தின் தந்தை என்று அழைக்கப்படுகிறார். இப்போதும் ஆங்கில மருத்துவம் பயிலும் மாணவர்கள் தங்கள் பயிற்சியின் நிறைவில் ஹிப்போக்ரேட்சின் பெயரில் உறுதிமொழி எடுத்துக் கொள்கிறார்கள்.

பல நாடுகளில் பயன்பட்ட மருத்துவங்களின் தொகுப்பு தான் ஆங்கில மருத்துவம். அதற்கென ஒரு தனி தத்துவமோ, கோட்பாடுகளோ இல்லை. இன்று நாம் அழைக்கும் அலோபதி (ஆங்கில மருத்துவம்) என்ற பெயர் கூட அப்போது இல்லை. அன்று இருந்த மருத்துவத்திற்கு அலோபதி என்று பெயரிட்டவரே ஹோமியோபதியின் தந்தை டாக்டர் சாமுவேல் ஹானிமென்தான்.

நோய்க்கு காரணமும் அறியாத, ஒருங்கிணைந்த ஒரு கோட்பாட்டின் அடிப்படையில் சிகிச்சையும் இல்லாத மருத்துவமாக அன்றைய ஆங்கில மருத்துவம் இருந்தது. ஹோமியோபதியின் வருகையால் பல ஆங்கில மருத்துவர்கள் ஹானிமென் முறையைப் பின்பற்றத் துவங்கினார்கள்.

அக்காலத்தில் ஆங்கில மருத்துவத்திற்கு ஒரு அடிப்படையான கொள்கை தேவைப்பட்டது. ஹோமியோபதியை எதிர்க்கவும் ஒரு காரணம் தேவைப்பட்டது. இவை இரண்டையும் நிறைவேற்றும் விதமாக லூயி பாஸ்டரின் கிருமிக் கொள்கை அமைந்தது. ஆங்கில மருத்துவ நிறுவனங்கள் கிருமிக் கொள்கையை உலகம் முழுவதும் கொண்டு சேர்ப்பதில் விரைவாக இயங்கின.

கிருமிக் கொள்கை என்பது வெறும் - மருத்துவம் சார்ந்தது மட்டுமல்ல. அரசியல், பொருளாதாரம் ஆகிய காரணிகளின் அடிப்படையில் உருவானது தான் கிருமிக் கொள்கை. அதெல்லாம் சரி... கிருமிக் கொள்கை வெளியிடப்பட்ட காலத்தில் அதனை முதலில் கண்டுபிடித்த பீச்சாம்ப் என்ன செய்தார்?

பீச்சாம்ப் செய்த ஆய்வுகளை நாம் பார்ப்பதற்கு முன்பாக, தன் கண்டுபிடிப்பு பற்றி பாஸ்டர் விஞ்ஞானிகளிடம் என்ன சொன்னார் என்று அறிந்து கொள்வது மிக முக்கியமானது.

"கிருமிகள் பற்றிய ஆதாரங்களை எதிர்காலத்தில் வரப்போகும் விஞ்ஞானிகள் உங்களுக்கு அளிப்பார்கள்."

19

"கிருமிகள் பற்றிய உங்கள் கேள்விகளுக்கு என்னிடம் இப்போது பதில் இல்லை. எதிர்கால விஞ்ஞானிகள் உங்களுக்கு விடை தருவார்கள்" - என்று கூறினார் கிருமிகள்தான் நோய்களுக்குக் காரணம் என்று கூறிய லூயிஸ் பாஸ்டர்.

பாஸ்டரைத் தவிர எந்த ஒரு விஞ்ஞானியாவது இப்படிக் கூறியிருந்தால், அவரது கண்டுபிடிப்புகள் புறக்கணிக்கப் பட்டிருக்கும். ஆனால் அன்றைய ஆங்கில மருத்துவத்தின் தேவையும், அரசு ஆதரவும் அவரை கேள்விக்கு அப்பாற்பட்டவராக மாற்றியது.

கிருமிகள் பற்றிய விதம் விதமான ஆய்வுகள் பாஸ்டரின் கோட்பாட்டிற்குப் பிறகு, ஒற்றைத்தன்மையுடைவைகளாக மாறின. எல்லா நோய்களுக்கும் காரணம் கிருமிகள் தான் என்று முற்றான முடிவுக்கு வந்தவர்கள் - தொடர் ஆய்வுகளின் மூலம் கிருமிகளின் பட்டியலைத் தயார் செய்ய ஆரம்பித்தார்கள்.

கிருமிகள் காற்றின் மூலம் பரவுகின்றன என்பதையும், அவைகள் தான் நோய்களுக்குக் காரணம் என்பதையும் பாஸ்டர் எவ்வாறு நிரூபித்தார் தெரியுமா?

1860 களில் நடத்தப்பட்ட பரிசோதனை இது. ஒரு மாமிசத் துண்டு ஒன்று திறந்த குடுவையில் வைக்கப்பட்டது. பல மணிநேரத்திற்குப் பின்பு, அது அழுகிப் போனது. மாமிசத் துண்டு அதன் உயிரற்ற தன்மையால் அழுகிப் போகும் என்பது நாம் அறிந்தது தானே?

ஆனால், இந்த அழுகலுக்கான காரணத்தைக் கூறினார் பாஸ்டர். "காற்றின் வழியாக கண்ணிற்குத் தெரியாத நுண்ணுயிர்கள் மாமிசத்துண்டில் புகுந்து அதனை நோயுற்றதாக மாற்றின."

இந்த ஆய்வு நடந்து, அதன் முடிவுகள் வெளியிடப்பட்ட போது பல அறிவியலாளர்களும், அறிவியல் இதழ்களும் இதனை ஏற்றுக் கொள்ளவில்லை என்ற செய்தியை நாம் முன்பே பார்த்தோம். காற்றிலிருந்து பரவும் கிருமிகள் தான் நோய்க்குக் காரணம் என்ற

அறிவிப்பு வெளியிடப்பட்ட போது, கிருமிகள் குறித்த முதல் குறிப்பை வெளியிட்ட டாக்டர்.ஆண்டனி பீச்சாம்ப் உயிரோடுதான் இருந்தார்.

டாக்டர் ஆண்டனி பீச்சாம்ப் 1816 இல் பிரான்சில் பிறந்த ஒரு மருத்துவ விஞ்ஞானி. பிரெஞ்சு தேசிய அறிவியல் கழகத்தின் அங்கீகரிக்கப்பட்ட அறிவியலாளர். அவருடைய தொடர்ச்சியான ஆய்வுகள் மூலம் நுண்ணுயிர்கள் குறித்த பல்வேறு தகவல்களை வெளியிட்டவர் பீச்சாம்ப்.

காற்றின் மூலம் கிருமிகள் பரவுவதில்லை. காற்று நுண்ணுயிர்களை வளர்க்கப் பயன்படுகின்றனவே தவிர, அவற்றைக் கடத்துவதில்லை என்று கூறினார் பீச்சாம்ப்.

மாமிசத்துண்டு பரிசோதனையை மறுபடியும் நிகழ்த்தினார் பீச்சாம்ப். காற்றுப்புகாத கண்ணாடிப்பெட்டிக்குள் ஒரு மாமிசத்துண்டு வைக்கப்பட்டது. பல மணிநேரங்கள் கழித்து அதுவும் அழுகிப் போனது. அழுகல் நோயை ஏற்படுத்தியவை கிருமிகள் தான் என்றால், காற்றுப்புகாத இடத்தில் எவ்வாறு கிருமிகள் வந்தன? என்ற கேள்வியை எழுப்பினார் பீச்சாம்ப்.

நாம் ஏற்கனவே பார்த்த உதாரணங்களைப் போல, தேங்குகின்ற கழிவுகளில் இருந்துதான் கிருமிகள் உருவாகின்றன என்று வாதிட்டார் பீச்சாம்ப். கிருமிகளால் உருவாகும் நோய்கள் என்று சொல்லப்பட்ட பலவிதமான நோய்களின் முதற்கட்டத்தில் கிருமிகளே இல்லாத சூழலை நிரூபித்தார் பீச்சாம்ப்.

நாம் இப்போது நினைத்துக் கொண்டிருப்பது போல, கிருமிகள் பல வகைகள் அல்ல என்ற கருத்தையும் பீச்சாம்ப் வெளியிட்டார். பிளியோமார்ப்பிசம் என்று அழைக்கப்படும் அவருடைய கோட்பாடு எல்லா கிருமிகளுக்கும் தாய் ஒரே வகைதான். கழிவுகளில் இருந்து பிறக்கும் கிருமிகள், தொடரும் கழிவுத் தேக்கங்களாலோ - ரசாயனம் மாறுதல்களாலோ வெவ்வேறு உருவங்களாக தங்களை மாற்றிக் கொள்கின்றன என்று கூறுகிறது.

பீச்சாம்ப் மற்றும் அவருடைய கருத்துக்களின் வாரிசு விஞ்ஞானிகளுடைய ஏராளமான ஆய்வுகளும், நூல்களும் இப்போதும் இணையதளத்தில் காணக்கிடைக்கின்றன. நாம் நம்பிக் கொண்டிருக்கும் கிருமிகள் குறித்த கருத்தை நேரெதிராகக் கொண்ட பலவிதமான நிரூபிக்கப்பட்ட ஆய்வுகள் மருத்துவ

வரலாற்றில் மறைக்கப்பட்டு விட்டன. நம் நடைமுறை வாழ்க்கை அனுபவங்களின் மூலமாக, கிருமிகள் குறித்த உண்மையை விளங்கிக் கொள்ள முடியும்.

உயிர்ச்சூழலில் உருவாகும் கழிவுகளை அழிப்பதற்காக கிருமிகள் உருவாகின்றன. கழிவுகள் தீர்ந்த நிலையில் கிருமிகள் அழிந்து விடுகின்றன. கழிவுகளே நோய்களுக்கான மூல காரணம். கிருமிகள் கழிவுகளை அழிப்பதற்காக உடலால், இயற்கையால் உருவாக்கப்படுபவை என்பதே பீச்சாம்பின் ஆய்வு கூறும் கருத்து. அவருக்கும் முன்பே லிக்கோ போன்ற இயற்கைக் கோட்பாடுகள் இதனையே முன்மொழிந்தன.

நாம் பார்த்த உதாரணங்களும் சரி, பீச்சாம்பின் ஆய்வுகளும் சரி - கழிவுகளில் இருந்து கிருமிகள் உருவாவதை உறுதிப்படுத்துகின்றன. எல்லா வகையான கிருமிகளும் உடலிற்குள்ளேயே தான் உருவாகின்றனவா? வெளியில் இருந்து கிருமிகள் உடலுக்குள் புகுந்து நோய்களை ஏற்படுத்துகிறது என்பது - முழுமையான பொய்யா?

பீச்சாம்ப் ஆய்வுகள் வழியாகவே இக்கேள்விகளுக்கும் பதில் கண்டுபிடிக்கலாம்.

20

கிருமிகள் உடலுக்குள்ளேயே தேங்கும் கழிவுகளால் உருவாகின்றன என்பதைப் பார்த்தோம்.

உடலில் உருவாகும் சாதாரணக் கழிவுகளை நம் உடல் தினமும் வெளியேற்றி விடுகிறது. நம்முடைய இயற்கைக்கு மாறான வாழ்க்கை முறையால் வெளியேற வேண்டிய கழிவுகள் உடலில் தேங்கி விடுகின்றன. இவ்வாறு தேங்கும் கழிவுகளை நம் உடல் தொந்தரவுகளை ஏற்படுத்தி வெளியேற்றுகிறது. அப்படியும் வெளியேற்ற முடியாத மூன்றாம் நிலைக் கழிவுகளை லைசோசோம் எனும் அழிக்கும் பொருளை உருவாக்கி, அழித்து விடுகின்றன நம் உடல் அணுக்கள்.

இந்த மூன்று நிலைக் கழிவுகளையும் தாண்டி உருவாவது தான் நான்காம் நிலைக் கழிவுகள். நம் உடலால் வெளியேற்ற முடியாத, லைசோசோம்களால் அழிக்க இயலாத நிலையில் எதிர்ப்பு சக்தி மேற்கொள்ளும் முயற்சிதான் கிருமிகளை உருவாக்குதல். கிருமிகளை உருவாகி, கழிவுகளை உண்பதன் மூலம் கழிவுகள் தீர்ந்து விடுகின்றன. எஞ்சிய கிருமிகள் உணவின்றி தாங்களே அழிந்து விடுகின்றன. இதைத்தான் நம்முடைய மரபுவழி அறிவியல் லிக்கோ கோட்பாடு என்று அழைக்கிறது.

இப்படி உடலுக்குள் உருவாகும் கிருமிகள் தவிர, வெளியே புறச்சூழலில் உருவாகும் வேறு கிருமிகள் இருக்கின்றனவா?

ஆமாம் நிச்சயமாக இருக்கின்றன. எப்படி உடலுக்குள் கழிவுகளில் இருந்து கிருமிகள் இயற்கையால் உருவாக்கப்படுகின்றனவோ, அதே போல புறச்சூழலில் இருக்கும் கழிவுகளில் இருந்தும் கிருமிகள் உருவாகின்றன. எங்கெல்லாம் கிருமிகள் உருவாகும் சூழல்கள் இருக்கின்றனவோ அங்கெல்லாம் கிருமிகள் உருவாகும். ஆனால், நாம் நினைப்பது போல சாதாரணமான கழிவுகளில் இருந்து, சாக்கடைகளில் இருந்தெல்லாம் கிருமிகள் உருவாவதில்லை.

தொடர்ந்து தேங்கியிருக்கும் கழிவுகள் படிப்படியாக கிருமிகளை உருவாக்கும் தன்மையுள்ள கழிவுகளாக மாறுகின்றன. இந்த நிலையில் தான் கிருமிகள் இயற்கையால் உருவாக்கப்படுகின்றன. அப்படியே கிருமிகள் உருவானாலும், அவை நம் உடலுக்குள் புகுந்து நோய்களை ஏற்படுத்துமா என்ன?

கிருமிகள், கழிவுகள் என்று புறச்சூழலைப் பற்றி நாம் பேசிக் கொண்டிருக்கும் போது நம் உடலின் எதிர்ப்பு சக்தியையும், அதன் ஒருங்கிணைந்த இயக்கத்தையும் மறந்துவிடக்கூடாது. வெளியில் இருந்து நம் உடலுக்குள் நுழைய முயலும் அந்நியப் பொருட்களை நம் உடல் எவ்வாறு தடுக்கிறது என்பதைப் பார்க்கலாம்.

செல்லிற்குள் உள்ளே அந்நியப் பொருட்கள் எதுவும் நுழையாதவாறு செல் சுவர் செல்லை பாதுகாக்கிறது. செல் சுவரை ஊடுருவும் தன்மை மிக்க சில கிருமிகள் செல் சுவரையும் மீறி செல்லினுள் நுழைகின்றன. அப்படி செல்லிற்குள் ஊடுருவும் அந்நியப் பொருட்களை செல் எவ்வாறு எதிர் கொள்கிறது தெரியுமா? செல் சுவரைத் துளைத்து கிருமிகள் உள்ளே நுழையும் போதே, அவற்றைச் சுற்றி ஒரு சிறு பலூன் போன்ற அமைப்பை நம் எதிர்ப்பு சக்தி ஏற்படுத்துகிறது. இதன் பெயர் பேகோசோம்.

வெளியில் இருந்து செல்லிற்குள் நுழைந்த கிருமிகள் பேகோசோமிற்குள் சிக்கிக் கொள்கின்றன. அவற்றால் செல்லின் உட்பகுதியையோ, செல்லின் பிற உறுப்புக்களையோ தாக்க முடியாதவாறு பலூனின் சுவர் அமைந்திருக்கிறது. அந்நிய கிருமிகள் உயிரோடு இருந்தாலும், அவற்றால் சுதந்திரமாகச் செயல்பட இயலாது. இப்படியே சிறைபிடித்து எத்தனை நாட்கள் வைத்திருப்பது? நாம் ஏற்கனவே அறிந்த லைசோசோம் (தற்கொலைப் பைகள்) இந்த பலூனின் சுவர்களை ஊடுருவி பேகோசோமின் உட்புறம் சென்று விடும். லைசோசோம்களால் பலூனின் சுவர்களை அழிக்க முடியாத அளவிற்கு அவை எதிர்ப்பு சக்தியால் கடினமாக உருவாக்கப்பட்டிருக்கும். மென்மையான சுவர்களால் இந்த பேகோசோம் பலூன்கள் உருவாயிருந்தால் உள்ளிருக்கும் அந்நிய கிருமிகள் தப்பி விட முடியுமல்லவா? அப்படி, சுவர்களை ஊடுருவி பலூன்களுக்குள் போகும் லைசோசோம்கள் உள்ளேயிருக்கும் கிருமிகள் மேல் விழுந்து அவற்றையும் அழித்து, தானும் அழிகின்றன.

கிருமிகள் இல்லாத வெற்று பலூன்கள் செல்லின் உள்ளேயே சில நாட்கள் இருக்கின்றன. அதன் சுவர்கள் மேலும் பலவீனம்

அடைகிற போது இன்னொரு லைசோசோம் மொத்த பலூனையே அழித்து விடுகிறது. இப்படி, பேகோசோம் பலூனையும், அதற்குள் சிறைப்பட்ட அந்நிய நுண்ணுயிர்களையும் அழிக்கும் வேலைக்கு பேகோ சைட்டோசிஸ் என்று பெயர்.

ஆரோக்கியமாக இருக்கும் ஒரு செல்லினுள், ஒரு உடலினுள் எந்த விதமான அந்நியப் பொருட்களும் நுழைந்து விடவோ, அவற்றை தாக்கவோ முடியாது. நம்முடைய எதிர்ப்பு சக்தி அந்நியப் பொருட்களின் தன்மைக்கேற்ப அவற்றைத் தாக்கும் உத்திகளை வடிவமைக்கிறது. சாதாரண முள் துகளாக இருந்தால் சீழ் மூலமே வெளியேற்றி விடும். செல்லினுள் புகும் உயிருள்ள அந்நியப் பொருளாக இருந்தால் லைசோசோம், பேகோசோம் போன்ற ஆயுதங்கள் மூலம் அழிக்கிறது.

உடலுக்கு ஊறு விளைவிக்கும் அந்நியப் பொருட்களை நம் உடல் அடையாளம் காண்கிறது. அவற்றை ஏதாவது ஒரு வகையில் வெளியேற்றுகிறது அல்லது அழித்து விடுகிறது. முறையான எதிர்ப்பு சக்தியோடு இருக்கும் நபர் உடலுக்கு வெளியில் இருக்கும் சூழல்களையோ, கிருமிகளையோ கண்டு அஞ்சவேண்டியதில்லை.

இப்படி வெளியில் உருவாகும் கிருமிகள் நம் உடலுக்குள் ஊடுருவும் வாய்ப்பை நம் எதிர்ப்பு சக்தி தருவதில்லை.

அதெல்லாம் சரி... வெளியில் இருந்து உருவாகும் கிருமிகள் நம் உடலுக்குள் ஊடுருவுவதில்லை என்று புரிகிறது. ஆனால், ஒரு மனிதரின் உடலுக்குள் உருவாகும் கிருமிகள், இன்னொரு மனிதனின் உடலுக்குள் புகும் வாய்ப்பு இருக்கிறதா?

பெரும் பெரும் நோய்களெல்லாம் இப்படித்தான் உருவாவதாகச் சொல்லப்படுகிறது. இன்னொரு மனிதரின் உடலில் இருந்து வரும் கிருமிகளை நம் உடல் உண்மையிலேயே அனுமதிக்கிறதா? அதனால் நோய்கள் பரவுகிறதா? வாருங்கள் சில உதாரணங்கள் மூலம் புரிந்து கொள்ளலாம்.

21

கிருமிகள் - நம் உடலில் தேங்கும் கழிவுகளில் இருந்து உருவாகின்றன என்பதைப் பார்த்தோம். அதே போல, உடலுக்கு வெளியே உள்ள புறச்சூழலிலும் கழிவுகள் இருக்கின்றன. அவற்றில் இருந்தும் கிருமிகள் உருவாக வாய்ப்புகள் இருக்கின்றன. இப்படி புறக்கழிவுகளில் இருந்து உருவாகும் கிருமிகள் நம் உடலில் புக முடியுமா? அப்படி புக முயன்றால் நம் எதிர்ப்பு சக்தி என்ன செய்யும்?

நம் செல்களில் நடைபெறும் பேகோசோம் இயக்கம் மூலம் வெளியில் இருந்து எதுவும் நம் உடலுக்குள் புகும் வாய்ப்பு இல்லை என்பதை விரிவாகப் பார்த்தோம். என்னதான் அறிவியல் பாடம் போல தியரி மூலம் விளக்கினாலும், நம் அன்றாட வாழ்வின் அனுபவங்கள் மூலம் புரிந்து கொள்வதுதான் முழுமையான புரிதலைத் தரும்.

நாம் ஏற்கனவே பார்த்த சமையல் உதாரணங்களை கொஞ்சம் நீட்டிக்கலாம்.

நம் வீட்டு சமையலறையில் அரைத்து, அடைத்து வைக்கப் பட்டிருக்கும் மிளகாய்ப் பொடி டப்பாவை வைத்து இந்த பரிசோதனையை நடத்தலாம். நீண்ட நாட்களாக பயன்படுத்தப்படாமல் இருக்கும் மிளகாய்ப் பொடி என்ன ஆகும்? அது கெட்டுப் போவது மட்டுமல்லாமல், அதிலிருந்து வண்டுகள் தோன்றும். இதைத்தான் கிராமங்களில் "புழுத்து விட்டது" என்று சொல்வார்கள். மிளகாய்ப் பொடியில் வண்டுகள் வருவதைப் போல மசாலா பொடிகளில் இருந்து புழுக்கள் தோன்றவும் வாய்ப்பு உண்டு. பொடிகளில் இருந்து உருவாவது புழுக்களா? வண்டுகளா? என்பது இங்கு பிரச்சினையில்லை. அவை எங்கிருந்து வருகின்றன? என்பதுதான் முக்கியமானது.

நாம் முன்பே பார்த்தோம்... பொடி கெட்டுப் போனதால் அது கழிவாக மாறியது. கழிவுகளில் இருந்து புழுக்களோ, வண்டுகளோ உருவாகின்றன. கழிவுகளின் தன்மையைப் பொறுத்து அதில்

உருவாகும் உயிரிகளின் தோற்றம் இருக்கும். ஆக, கழிவுகளில் இருந்துதான் அதைத் தின்று செரிக்கும் உயிரிகள் தோன்றுகின்றன. இப்போது பரிசோதனைக்கு வரலாம்.

மிளகாய்ப்பொடியில் இருந்து வண்டுகள் உருவாகியிருக்கின்றன என்று வைத்துக் கொள்வோம். மசாலாப் பொடியில் இருந்து புழுக்கள் தோன்றியிருக்கின்றன என்று வைத்துக் கொள்வோம். வண்டுகளைப் பிரித்து, புழுக்கள் இருக்கும் மசாலாப்பொடியில் கலந்து விட்டால் என்ன ஆகும்? அல்லது புழுக்களை எடுத்து, வண்டுகள் தோன்றிய மிளகாய்ப் பொடியில் கலந்தால் என்ன ஆகும்?

கழிவுகளைத் தின்பதற்காக, அக்கழிவிலிருந்தே உருவான புழுக்களை - இன்னொரு வகை கழிவில் விட்டால் என்ன ஆகும் என்பதுதான் கேள்வி. புழுக்கள் அல்லது வண்டுகளின் உருவாக்கம் என்பது - கழிவுகளைத் தின்பதற்காக. எவ்வகைக் கழிவுகளைத் தின்று தீர்க்க வேண்டுமோ - அவ்வகைக் கழிவுகள் இருக்கும் இடத்தில் மட்டுமே இவ்வுயிர்களால் வாழ முடியும். பிற இடங்களில் வேறு வகைக் கழிவுகள் இருந்தாலும், புழுக்களால், வண்டுகளால், கிருமிகளால் உயிர் வாழ இயலாது.

அதனால் தான் மிளகாய்ப் பொடியில் உருவான வண்டுகளை, மசாலாப் பொடியில் கலந்தால் அவை உயிர் வாழ்வதில்லை.

சரி, இது ஒருபுறம் இருக்கட்டும். இன்னொரு வகையில் இதனைப் புரிந்து கொள்வோம்.

பெண்கள் அல்லது ஆண்கள் தலையில் உருவாகும் பேன்கள் எங்கிருந்து வருகின்றன? நாம் ஏற்கனவே புரிந்து கொண்டிருக்கிறோம்... கழிவுகளில் இருந்துதான் இந்த வகை உயிரிகள் தோன்றுகின்றன என்பதை. நம் தலையில் இருக்கும் வெப்பத்தில் இருந்தும், நுண்ணிய கழிவுகளில் இருந்தும் பேன்கள் பிறக்கின்றன. இவை எவ்வளவு நாள் உயிர் வாழும்?

நம் தலையின் கூடுதல் வெப்பநிலை சரியாகிற வரைக்கும், பேன்களுக்கு கழிவுகள் உணவாக கிடைத்துக் கொண்டிருக்கிற வரைக்கும் அவை உயிர் வாழும். நாம் புரிந்து கொள்ள வேண்டியது பேன்களின் உருவாக்கம் பற்றியல்ல. அதை நாம் ஏற்கனவே பார்த்து விட்டோம். ஒரு நபரின் தலையில் உருவான பேன்கள் இன்னொருவரின் தலையில் உயிர் வாழ முடியுமா? என்பது தான் கேள்வி.

கிராமங்களில் இதைத்தான் ஒட்டுப்பேன் என்று குறிப்பிடுவார்கள். ஒருவர் தலையில் உருவாகி, இன்னொருவர் தலைக்கு இடம்பெயரும் பேன்கள் இப்படி அழைக்கப்படுகின்றன. அப்படி இடம் பெயரும் பேன்களை எளிதாகக் கண்டுபிடித்து விடலாம். எப்படி தெரியுமா?

ஒருவருடைய தலையில் இருக்கும் முடியின் தன்மை, வெப்பத்தன்மை இவற்றிற்கேற்றார் போல அங்கு உருவாகும் பேன்களின் தன்மையும் இருக்கும். உதாரணமாக, ஒருவரின் தலைமுடி மிகவும் அடர்த்தியாக இருக்கிறதென்றால் அங்கு உருவாகும் பேன்களின் கால்கள் அதிகமான உராய்வுத்தன்மையை ஏற்படுத்தும் வகையில் அமைந்திருக்கும். அடர்த்தியான முடிக்கற்றையில் இருந்து கிடைக்கும் வெப்பத்தில் வாழும் வகையில் பேன்கள் இருக்கும். இந்த சூழலில் உருவான பேனை எடுத்து, மென்மையான முடி உள்ள நபரின் தலையில் விட்டால் என்ன ஆகும்?

உராய்வுத்தன்மை அதிகமுள்ள கால்களைக் கொண்டு மென்மையான முடியின் வழியாக பேன்களால் நடக்க முடியாது. மென்மையான முடியைக் கொண்டிருப்பதால் அங்கு வெப்பநிலை குறைவாக இருக்கும். இப்போது பேன்கள் என்ன செய்யும்? அடர்த்தியான முடியுள்ள தலையில் இருந்தது போல, இயல்பாக இல்லாமல் - தலையின் வெளிப்புறமாக பேன்களை நாம் காணமுடியும். சாதாரணமாக, சீப்புகளைக் கொண்டு சீவும் போதே உராய்வு மாறுபாட்டால் பேன்கள் தலையில் இருந்து கீழே விழுவதைப் பார்க்க முடியும்.

முடி போன்ற புறச்சூழலில் வாழும் உயிர்களுக்கே - இட மாறுபாடு உயிர் வாழ்தலைக் கடினமாக்குகிறது. அவற்றை மடிந்து போகச் செய்கிறது. உடலின் உட்சூழலில் பிறக்கும் கிருமிகள் - புழுக்களையும், வண்டுகளையும், பேன்களையும் விட உணர் தன்மை அதிகம் கொண்டவை. அவற்றால் குறிப்பிட்ட வகை கழிவுகள் அற்ற இடங்களில் வாழ முடியாது.

எந்த வகைக் கழிவில் இருந்து கிருமி உருவானதோ, அதே வகை கழிவுகள் இருந்தால் மட்டுமே கிருமிகளால் உயிர் வாழ முடியும். அப்படி ஒரே வகை கழிவுகள் இன்னொரு உடலில் இருந்தால், நம் தோலையும், செல் சுவர்களையும் கடந்து கிருமிகளால் ஊடுருவ முடியாது. இன்னும் சரியாகப் புரிந்து கொண்டால், நம் உடல் அனுமதித்தால் மட்டுமே வெளிப்புறக் கிருமிகள் நம் உடலில் புக முடியும்.

நம் உடல் அப்படி அனுமதிக்குமா என்ன? இரண்டு நிலைகளில் இது நடைபெறுகிறது. நம் உடலில் கழிவுகள் தேங்கி, கிருமிகள் உருவாகும் அளவுக்கு அழுகிய நிலையை அடைந்து விடுகிறது. உடல் இந்த நிலையில் கிருமிகளை உருவாக்க வேண்டும். ஆனால், உடலில் போதுமான சக்தி இல்லை. அன்றாட வேலைகளைப் பார்க்கவே திணறும் உடலால் புதிய உயிர்களைத் தோற்றுவிப்பதற்கு ஆற்றலை வழங்க முடியாத நிலை இருக்கிறது. இந்த சூழலில் உடல் புறக்கிருமிகளைப் பயன்படுத்திக் கொள்ள முயலும்.

எப்படியும் கழிவுகளைத் தின்பதற்கு கிருமிகள் தேவைப் படுகின்றன. தன்னால் உருவாக்க முடியாத சூழலில், புறச்சூழலில் இருந்து உடலை நோக்கி வரும் கிருமிகளை உடல் அனுமதிக்கிறது. அப்படி உடலால் அனுமதிக்கப்படும் கிருமிகள் உடலில் புகுந்து, கழிவுகளைக் காலி செய்ய முயல்கின்றன. என்னதான் ஒரே வகைக் கழிவு என்றாலும், அதன் தன்மையில் மாறுபாடு இருக்குமல்லவா? எனவே, புதிய உடலில் இருக்கும் கழிவுகளோடு தகவமைத்துக் கொள்ளாத கிருமிகள் செத்து விடுகின்றன. புதிய கழிவுகளைத் தின்று வாழ முயலும் கிருமிகள் அங்கு தங்கள் வாழ்வை நீடித்துக் கொள்கின்றன.

எவ்வளவு காலம் இக்கிருமிகள் அங்கு வாழமுடியும்? கழிவுகள் இருக்கும் வரைதான் கிருமிகளால் அங்கு வாழ முடியும். நம் உடல் அவ்வளவுதான் கிருமிகளுக்கு வாய்ப்பு கொடுக்கிறது. இந்த இடத்தில் நம்மால் கிருமிகளுக்கு உதவ முடியும். எப்படி தெரியுமா? நம் உடலில் உள்ள கிருமிகள் நம்மை நம்பி வந்திருக்கின்றன. அவற்றைக் காப்பாற்ற வேண்டிய பொறுப்பு நம்முடையது தான் என்று கருணை ததும்ப - இயற்கை விதி மீறல்களை நாம் தொடர்ந்தால் கழிவுகள் மறுபடியும் உற்பத்தியாகும். கிருமிகள் உணவு கிடைத்த மகிழ்ச்சியில் தங்கள் சந்ததிகளைப் பெருக்கி, அங்கேயே குடியுரிமை பெற்று வாழத்துவங்கும்.

உடலுக்கு கிருமிகள் தேவைப்படும் போது, தன்னால் உருவாக்க முடியாத போது புறக்கிருமிகள் உடலில் புக வாய்ப்பு அளிக்கும். இரண்டாவது நிலை - அசாதாரணமான நிலை. உடலுடைய இயல்புக்கு மாறாக, அறுவை சிகிச்சை செய்யப்படும் போது உடலின் பாதுகாப்பு ஏற்பாடுகள் தற்காலிகமாக ரசாயனங்களால் செயலிழக்க வைக்கப்படுகின்றன. இந்த சூழலில் கிழித்துப் போடப்பட்டிருக்கும் உடலுக்குள் - புறச்சூழலில் இருந்து வரும் கிருமிகள் உட்புக வாய்ப்புள்ளது. ஏனென்றால், உடலைக் காக்கும் கவசமான தோல்

திறந்து கிடக்கிறது. நம் எதிர்ப்பு சக்தியை மழுங்கடிக்கும் மருந்துகள் உடலுக்குள் செலுத்தப்பட்டிருக்கின்றன. இந்த அசாதாரணமான சூழலில் – நம் உடலில் கிருமிகள் சாப்பிடும் வகையிலான கழிவுகள் இருந்தால் வெளியில் இருந்து உடலுக்குள் வரும் கழிவுகள் உயிர்வாழ வாய்ப்பிருக்கிறது.

இந்த இரண்டு நிலைகளில் தவிர, உடல் இயல்பில் இருக்கும் போது வெளியில் இருந்து கிருமிகள் நம் உடலுக்குள் புக முடியாது. ஏனென்றால் நம் உடல் எதிர்ப்பு சக்தியால் பாதுகாக்கப்படும் கோட்டை.

இங்கு இன்னொரு வேறுபாட்டையும் புரிந்து கொள்ள வேண்டும். சாதாரணக் கழிவுகளை எல்லாம் கிருமிகள் சாப்பிடாது. சாதாரணக்கழிவுகள் தேங்கி, உடலால் வெளியேற்றப்படும் போது மறுபடியும் அமுக்கப்பட்டு, நம்முடைய பலவிதமான முயற்சிகளின் காரணமாக – நான்காவது நிலைக் கழிவுகள் தோன்றுகின்றன. இவ்வகை கழிவுகள் தான் கிருமிகளின் பிறப்பிடம். கிருமிகளின் சமையலறை. கிருமிகளுக்குரிய கழிவுகள் நம் உடலில் இல்லாமல் பார்த்துக் கொண்டாலே, கிருமிகளைக் கண்டு நாம் அஞ்ச வேண்டியதில்லை.

கிருமிகள் குறித்த முழுமையான புரிதலில் ஏற்படும் கேள்விகளை நாம் ஆய்வு செய்வோம்.

22

கிருமிகள் குறித்த பெரும்பாலான கேள்விகளுக்கு நாம் விடை கண்டுபிடித்திருக்கிறோம். கிருமிகள் எங்கிருந்து வருகின்றன? என்பதில் துவங்கி, அவை ஏன் எல்லோரையும் தாக்குவதில்லை? என்பது வரை நவீன விஞ்ஞானம் பதில் சொல்லாத பல பகுதிகளுக்குள்ளும் நாம் சென்றிருக்கிறோம்.

டாக்டர் செம்மெல்வெய்ஸின் அறுவை சிகிச்சை அறைகளில் ஒன்றில் அதிகமான மரணங்கள் நிகழ்ந்ததும், மற்றொன்றில் குறைவாக இருந்ததையும் நாம் பார்த்தோம். இது ஏன்? என்ற கேள்வியோடு நிறுத்தியிருந்தோம். பிரசவ அறை மட்டுமே தனியாக இருந்த இடத்தில் ஒன்றும் பிரச்சினை ஏற்படவில்லை. ஆனால், பிரேதபரிசோதனை அறையில் இருந்து வரும் மருத்துவ மாணவர்கள் பிரசவ அறைக்குள் நுழையும் போதும், அந்த அசாதாரண சூழலில் மனித உடலிற்குள் தங்கள் கைகளைப் பயன்படுத்தும் போதும் கிருமிகள் தொற்றும் சூழல் உருவாகிறது. செம்மெல்வெய்ஸ் அறிமுகப் படுத்திய கைகழுவும் முறையால் அசாதாரண சூழலில் கிருமிகள் வாழ்வது கட்டுப்படுத்தப்பட்டது. அதனால் நல்ல பலன் இருந்தது.

ஒரு மனித உடலை அறுத்துக் கூறு போட்டு விட்டு, அதே கையுறைகளோடு பிரசவம் பார்க்கும் போது இன்னொரு மனித உடலுக்குள் கிருமிகள் செல்லும் வாய்ப்பு அதிகம். இது தான் அசாதாரண சூழலில் கிருமிகள் பரவுதல். ஆனால், கைகழுவுவதால் கிருமிகள் பரவுவதில்லை என்று வெளிப்படையாகப் புரிந்து கொண்டு, சாதாரண நிலையில் கைகழுவுவதால் கிருமிகள் போய்விடும் என்பது நம்பமுடியாது. ஏனென்றால், சாதாரண நிலையில் நம் தோலை ஊடுருவி கிருமிகளால் உட்புக முடியாது என்பதையும், அப்படியே உட்புகுந்தாலும் நம் உடல் அக்கிருமிகளை என்ன செய்யும் என்பதையும் விரிவாகப் பார்த்தோம்.

இன்னும் ஒரு கேள்வி மிச்சமிருக்கிறது.

கிருமிகள் கழிவுகளில் இருந்து தோன்றுகின்றன என்பதெல்லாம் சரி. ஆனால், ஒரே நோய் ஏன் பலருக்கு ஒரே நேரத்தில் ஏற்படுகிறது? இது பரவல் இல்லையா? இதைத்தானே தொற்றுநோய் என்கிறார்கள். இதில் ஒன்றும் அறுவை சிகிச்சை போன்று அசாதாரண சூழல் இல்லையே?

நாமும் இது போல நிறைய கேள்விப்பட்டிருக்கிறோம். ஒரு ஊரில் ஒரு நோய் மிக விரைவாகப் பரவியது என்றும், பல நபர்கள் அதே நோயினால் பாதிக்கப்பட்டார்கள் என்றும் செய்திகளை நாம் வாசித்துக் கொண்டுதானிருக்கிறோம். இது எப்படி சாத்தியம்?

இக்கேள்விக்கான பதிலைப் புரிந்து கொள்ள மூன்று விஷயங்களை நாம் அறிந்து கொள்ள வேண்டும். ஒன்று - மன ரீதியான பரவுதல்.

நம் அருகில் அமர்ந்திருக்கும் நபருக்கு கொட்டாவி வரும் போது நமக்கு கொட்டாவி வருகிறது அல்லவா? அப்படியென்றால் கொட்டாவி என்பது தொற்று நோயா என்ன? இதே போல, நமக்கு பல அனுபவங்கள் இருக்கும். ஒரு நபருக்கு சிறுநீர் கழிக்கத்தோன்றும் போது இன்னொருவருக்கும் அதே உந்துதல் ஏற்படுவது போன்றவை. இவையெல்லாம் மன ரீதியான வெளிப்பாடு. நம் அருகில் இருப்பவரின் மனநிலை வெளிப்பாட்டை நாமும் வெளிப்படுத்துவது அவ்வப்போது நடக்கும். இது மிகவும் எளிமையான, அடிப்படையான காரணம்.

அதே போல, ஒரு நோய் நமக்கு ஏற்பட்டு விடுமோ என்ற அச்சம் உடல் ரீதியாக பல பாதிப்புகளை ஏற்படுத்துகிறது. நம் உடலை இயக்குவது மனம் தான் என்பதை நவீன உளவியல் படிப்படியாக ஏற்றுக் கொண்டு வருகிறது. நம் உடலின் ஹார்மோன்கள் இயக்கத்தை கவனித்தாலே மனதின் உணர்வு, உணர்ச்சி மாற்றங்களுக்குத் தக்கவாறு அவை மாறுபடுவதை நாம் புரிந்து கொள்ள முடியும். இதே போலத்தான் "இந்த நோய் நமக்கும் வந்து விடும்" என்ற எதிர்பார்ப்பும், அச்சமும் அந்த நோயை நமக்கு வரவழைப்பதற்கான உடலியல் ரீதியான தயாரிப்புகளைச் செய்கிறது.

இரண்டாவது காரணம் - ஒரே மாதிரியான கழிவுத் தேக்கம். ஒரு குடும்பத்தில் பல நபர்களுக்கு ஒரே விதமான தொந்தரவு ஏற்படுவது இந்த வகை தான். ஒரு நபருக்குக் காய்ச்சல் ஏற்பட்ட உடனே, தொடர்ந்து ஒவ்வொரு நபராக காய்ச்சலுக்கு ஆளாவார்கள். இது எப்படி?

ஒரே குடும்பத்தில் வாழும் பல நபர்கள் ஒரே சூழலிலும், ஒரே மாதிரியான உணவுகள், பழக்கவழக்கங்கள் போன்ற காரணங்களால் உடற்கழிவுகளிலும் ஒரே மாதிரியாகவே இருப்பார்கள். இவர்களுடைய உடலில் தேங்கும் கழிவுகளின் தன்மை கிட்டத்தட்ட ஒரே மாதிரியானதாக இருக்கும். இங்கு கிருமித் தொற்றோ, பரவலோ ஏற்படுவதில்லை. ஒரு நபருக்கு அவருடைய உடல் சூழலால் கழிவுகள் வெளியேற்றப்படும் சூழலில் காய்ச்சலோ அல்லது ஒரு தொந்தரவோ உருவாகிறது. ஒரே விதமான, ஒரே அளவிலான கழிவுகள் உள்ள மற்றவர்களுக்கும் அதே விதமான தொந்தரவுகள் ஏற்படுகின்றன. இதைத்தான் நாம் பரவுகிறது என்று புரிந்து கொள்கிறோம்.

ஒரே குடும்பத்தில் இருக்கும் சில நபர்கள் இந்த "பரவுதலில்" இருந்து தப்பி விடுகிறார்களே இது எப்படி யோசித்திருக்கிறீர்களா? ஏனென்றால், அவர்கள் உடலின் கழிவுத்தேக்கம் இன்னும் வெளியேறும் அளவிற்குத் தயாராக வில்லை என்று அர்த்தம். நோய் உண்மையிலேயே கிருமிகள் மூலமாகத்தான் ஒருவரிடம் இருந்து இன்னொருவருக்குப் பரவுகிறது என்றால், ஒரே குடும்பத்தில் எல்லா நபர்களையும் தாக்காமல் சில நபர்களை மட்டும் விட்டு விடுவது ஏன்? இதற்கெல்லாம் கிருமிகள் காரணமில்லை, கழிவுகள்தான் காரணம்.

மூன்றாவது காரணம் - ஒரே வகையான கழிவுத் தேக்கம் உடையவர்கள் உலகின் வெவ்வேறு பகுதிகளில் இருக்கும் போது பரவுவது போன்ற தோற்றம் ஏற்படுகிறது. இதை ஒரு உதாரணம் மூலம் புரிந்து கொள்ளலாம்.

உலக மக்கள் தொகை எவ்வளவு? என்ற கேள்வியிலிருந்து துவங்குவது இதற்குப் பொருத்தமாக இருக்கும். அறுநூறு கோடி என்று இப்போதைக்கு வைத்துக் கொள்ளலாம். இந்த அறுநூறு கோடிப்பேரில் ஒரு சதம் நபர்களுக்கு - அதாவது ஆறு கோடிப்பேருக்கு மலக்குடலில் கழிவு தேங்கியிருக்கிறது என்று வைத்துக் கொள்ளலாம். ஆறு கோடிப்பேருக்கு மலக்குடலில் ஒரு சதவிகிதக் கழிவுகள் தேங்கியுள்ளன. இன்னொரு ஆறு கோடிப்பேருக்கு இரண்டு சதவிகிதமும், இன்னொரு ஆறு கோடிப்பேருக்கு மூன்று சதவிகிதமும் தேங்கியிருக்கின்றன. இப்படியே கணக்கை 99% வரை யோசித்துக் கொள்ளுங்கள்.

இப்போது மலக்குடலில் 99% கழிவுகள் தேங்கியுள்ள ஆறு கோடிப்பேரைப் பற்றி யோசிக்கலாம். இந்த ஆறு கோடிப்பேர்

ஒரே ஊரிலோ, ஒரே மாநிலத்திலோ, ஒரே நாட்டிலோ இருக்க வேண்டிய அவசியமில்லை. பரவலாக வெவ்வேறு இடங்களில் இருப்பார்கள். தத்தமது வாழ்க்கை முறையால் கழிவுகளைச் சேர்த்து வைத்திருக்கிறார்கள். இவர்களுக்குள்ள ஒரே ஒரு ஒற்றுமை - மலக்குடலில் கழிவுகள் தேங்கியிருப்பதும், அதன் அளவு 99% சதவிகிதமாக இருப்பதும் தான்.

இந்த நிலையில் பருவகாலம் மாறுகிறது. கடும் வெயில்காலத்தில் திடீரென ஒரு புயல் மழை ஏற்படுகிறது. இப்போது ஏற்படுகிற குளிர்ச்சியை உடல் தாங்கிக் கொள்வதற்காக தன்னைத் தகவமைத்துக் கொள்கிறது. உடலில் எஞ்சிய வெப்பத்தை கழிவாக மாற்றுகிறது. இப்படி உருவாகும் கழிவு மலக்குடலில் ஏற்கனவே 99% தேங்கியுள்ள கழிவோடு சேருகிறது. இப்போது என்ன ஆகும்? ஒரே ஒரு எதிர்பாராத மழையின் காரணமாக, உடலில் ஏற்கனவே தேங்கியிருந்த கழிவோடு, அதிகப்படியான ஒரு சதமும் சேர்ந்து வெளியேறத்துவங்குகிறது.

மலக்குடலின் கழிவு வெளியேற்றம் எப்படி இருக்கும்? வயிற்றுப் போக்காகத்தான் இருக்கும். 99% கழிவுகளோடு ஒன்று சேர்ந்து நூறு சதம் கழிவாக தேகம் மாறியவுடன் வயிற்றுப் போக்கு துவங்குகிறது. நம் கணக்கின் படி எத்தனை பேருக்கு? உலக மக்கள் தொகையில் ஒரு சதம் பேருக்கு என்றால் கூட, ஆறு கோடிப்பேருக்கு வயிற்றுப் போக்கு. ஏற்கனவே பார்த்தோம்... இவர்கள் எங்கெல்லாம் இருக்கிறார்கள் என்று. ஆசியா முழுவதும் திடீர் வயிற்றுப் போக்கு என்றோ, ஐரோப்பா முழுவதும் திடீர் வயிற்றுப் போக்கு என்றோ நம் ஊடகங்கள் அலறத் துவங்கும்.

மறுபடியும் பழைய கணக்கிற்கே வருவோம். 99% பெருங்குடலில் கழிவு தேங்கிய நபர்களைத்தான் நாம் பார்த்திருக்கிறோம். 98% கழிவு தேங்கிய நபர்கள் எத்தனை பேர் இருக்கிறார்கள்? அது ஒரு ஆறு கோடிப்பேர். அவர்களுக்கு என்ன ஆகும்? முதல் நாள் மழையில் ஏற்பட்ட கழிவால் 99% ஆக மாறி இருப்பார்கள். ஒருவேளை மழை இரண்டாம் நாள் தொடர்ந்தால் 100% ஆக மாறி, இப்போது வயிற்றுப் போக்கு துவங்கும். முதல் நாள் மழையில் ஏற்கனவே ஆறு கோடிப்பேருக்கு வயிற்றுப் போக்கு, இரண்டாம் நாள் தொடரும் மழையால் இன்னொரு ஆறு கோடிப்பேருக்கு வயிற்றுப் போக்கு. இந்தச் செய்திகளைக் கேள்விப்பட்டு நாம் என்ன ஆவோம்?

இதே கணக்கினை மிச்சமுள்ள 97%, 96%... என்று தொடர்ந்து போட்டுக்கொண்டே போங்கள். என்ன ஆகும்? உடலின் தகவமைப்புத் திறனைப் பொறுத்தும், பருவ கால மாறுதல்களின் காரணத்தாலும் இது தொடரலாம்.

மலக்குடலில் கழிவுகள் தேங்குவதற்குப் பதிலாக நுரையீரலில் இதே கணக்கினை அமுல்படுத்திப் பார்த்தால் - ஆறு ஆறு கோடியாக இருமல் உருவாகும். சளியை வெளியேற்ற காய்ச்சல் உருவாகும். இது வெறும் கணக்குத்தான். இதுவரை உலகில் பரவியதாக நம்பப்படும் எந்த நோயும் இப்படி கோடிக்கணக்கில் இருந்ததில்லை. ஏனென்றால் கழிவுகளின் தேக்கம் வெவ்வேறு உறுப்புகளில் ஏற்படுகிறது. அதனால் தான் ஒவ்வொரு காலத்திலும் ஒவ்வொரு விதமான நோய்கள் பரவுவது போல தோன்றுகிறது.

இப்படி கூட்டம் கூட்டமாக நோய்கள் ஏற்படும் போது பரபரப்பில் இதனை நோய்ப்பரவல் என்று நாமும் நம்பி விடுகிறோம். ஆனால், உண்மையில் தனிமனித கழிவுத் தேக்கம் தான் இதற்கான அடிப்படைக் காரணம் என்பதை நாம் புரிந்து கொள்ள வேண்டும்.

இப்படி தனித்தனியான நோய்கள் "பரவல்" போன்ற தோற்றம் ஏற்படுத்தும் காலங்களில் ஊடகங்களின் பயத்தைப் பரப்பும் வேலை ஒருபுறம் நோயைப் பரப்ப உதவுகிறது. இன்னொரு புறம் பன்னாட்டு நிறுவனங்களின் தந்திரங்களும் மிகப்பெரிய அளவில் உதவுகின்றன.

பன்னாட்டு நிறுவனங்களுக்கும் - நோய்த்தொற்று அபாய அறிவிப்புகளுக்கும் என்ன தொடர்பு?

23

கிருமிகளால் நோய்கள் பரவுகின்றன என்ற அச்சத்தால் லாபமடைவது - பன்னாட்டு மருந்து நிறுவனங்கள்தான். சில ஆண்டுகளுக்கு முன்பாக நம் நாட்டில் பன்றிக் காய்ச்சல் பீதி புயல் வேகத்தில் பரவியதை அறிந்திருப்பீர்கள்.

பறவைக்காய்ச்சல், டெங்கு காய்ச்சல், சிக்குன்குன்யா, சார்ஸ்... வரிசையில் பன்றிக் காய்ச்சல்! இப்படி ஒவ்வொருவிதமான பெயர் தாங்கிய நோய்களைப் பற்றி பீதியை கிளப்பு வதும், அதன் மூலம் பன்னாட்டு மருந்துக் கம்பெனிகள் கொள்ளையடிப்பதும் தொடர்ந்து நடைபெற்றுக் கொண்டிருக்கிறது. உலக சுகாதார அமைப்பு மற்றும் அரசாங்கங்களின் தெளிவற்ற நடவடிக்கைகள் மக்களை மேலும் பயமுறுத்துவதாக அமைந்து விடுகின்றன.

பன்றிக்காய்ச்சல் என்பது இன்று புதிதாய் கண்டுபிடிக்கப்பட்ட விஷயமல்ல.1918ல் தோன்றிய ப்ளூ காய்ச்சலில் எச்1என்1 வைரஸின் சாயல் கண்டுபிடிக்கப்பட்டுள்ளது. 1977ல் எச்1என்1, எச்3என்2 போன்ற வைரஸ்கள் காணப்பட்டன. அப்போதிருந்து இது தொடர்பான ஆய்வுகள் நடைபெற்று வருகின்றன. இன்னும் எவ்விதமான மருந்தும் கண்டுபிடிக்கப்படவில்லை. இப்போது பரிந்துரைக்கப்படும் தாமிஃப்ளூ மாத்திரை பன்றிக் காய்ச்சலின் அறிகுறிகளாக கூறப்படும் சோர்வு, தசைவலி, சளி, இருமல், வாந்தி அல்லது பேதி போன்றவற்றில் ஒன்றிரண்டை போக்கும் என்று கூறப்படுகிறதே தவிர அது குணப்படுத்தும் மருந்தோ, தடுப்பு மருந்தோ அல்ல. ஆனால் மருந்துக் கம்பெனிகள் தங்களுடைய சந்தையை துவங்கிவிட்டன. ஒரு தாமிஃப்ளூ மாத்திரையின் விலை 300 ரூபாய். பீதியையும் தேவையையும் பொறுத்து இன்னும் விலை கூடினாலும் ஆச்சரியமில்லை

பன்றிக்காய்ச்சல் பற்றிய ஆய்வுகளின் முடிவுகளும், நடைமுறையும் குழப்பமானவையாக உள்ளன.

* வைரஸ் என்பது உலகிலேயே மிகவும் நுண்ணிய உயிர் என்று ஆங்கில மருத்துவம் கூறுகிறது. இது துணி, முகமூடி போன்றவற்றின் நுண்துளைகளை விடச் சிறியது. இந்நிலையில் பன்றிக்காய்ச்சல் தடுப்பிற்காக எந்தவித பயனுமற்ற முகமூடிகளை சந்தையில் உலவவிட்டது யார்?

* பன்றிக்காய்ச்சலுக்கு காரணமான எச்1என்1 வைரஸ் காற்றில் பரவுவதாகக் கூறப்படுகிறது. அப்படி காற்றில் அதி வேகமாகப் பரவும் வைரஸ் ஒரு குடும்பத்தில் ஒரு நபரை மட்டும் தாக்குகிறது. ஒரு ஊரில் 5, 10 பேர்களை மட்டும் தாக்குகிறது. இன்னும், இலங்கை அகதி முகாம்களில் அடைத்து வைக்கப்பட்டுள்ள மூன்று லட்சம் சுகாதார வசதியற்றவர்களிடம் ஏன் பரவவில்லை? காய்ச்சல் பற்றிய பீதியும், மருந்து வியாபாரமும் மட்டுமே பரவுகிறது.

* அவ்வப்போது ஏற்படும் பறவைக்காய்ச் சளி, டெங்குக் காய்ச்சல், சிக்குன் குன்யா, சார்ஸ் போன்றவற்றிற்கு காரணமாக கூறப்படும் கிருமிகள் எங்கிருந்து வருகின்றன என்பதும், குறிப்பிட்ட காலத்திற்குப்பின் எங்கு செல்கின்றன என்பதும் இன்னும் கண்டுபிடிக்கப்படவில்லை.

* அமெரிக்காவின் நோய் கட்டுப்பாட்டு மைய அறிக்கைகளின்படி 2005ம் ஆண்டு முதல் 2009 பிப்ரவரி வரை பன்றிக்காய்ச்சலால் பாதிக்கப்பட்டவர்கள் மொத்தமே 12 பேர்தான்! நான்கு ஆண்டுகளில் இல்லாத புதிய வேகம் கிருமிகளுக்கு எங்கிருந்து கிடைத்தது என்பது புரியாத புதிர்தான்.

இப்போது கண்டறியப்பட்டுள்ள எச்1என்1 வைரசில் - வட அமெரிக்க, ஐரோப்பிய, ஆசிய பன்றிகளின் மரபணுக்களும், பறவைகள் மற்றும் மனித மரபணுக்களும் இணைந்து காணப்படுவதாக நோய் கட்டுப்பாட்டு மையம் கூறியிருக்கிறது.

மரபணு மாற்ற தொழில்நுட்ப ஆய்வுகளே எச்1என்1 வைரசின் தோற்றத்திற்கும், பெருக்கத்திற்கும் காரணம் என்று கூறுகிறார் தாமிஃப்ளூ ஆய்வுக்குழுவின் உறுப்பினர் டாக்டர் ஆஸ்ட்ரோ அட்ரியன் கிப்ஸ்.

பன்றிக்காய்ச்சலுக்கு மட்டுமல்ல; திடீரெனப் பரவும் எல்லா காய்ச்சல்களுக்கும் தாமிஃப்ளூ தான் கொடுக்கப்படுகிறது. இந்த தாமிஃப்ளூ சுமார் பதினைந்து ஆண்டுகளுக்கு முன்பே,

ஜப்பான் போன்ற நாடுகளில் தடை செய்யப்பட்ட மருந்து. மூளை இயக்கத்திலும், நரம்பு மண்டல செயல்களிலும் தாமிஃப்ளூ கடுமையான பாதிப்புகளை ஏற்படுத்துகிறது என்பதுதான் இதைத் தடை செய்வதற்கு அப்போது சொல்லப்பட்ட காரணம்.

பன்றிக்காய்ச்சலை விடுங்கள். அடுத்து சமீபத்தில் பரவியதாகச் சொல்லப்பட்ட டெங்கு பற்றிப் பார்க்கலாம்.

கி.பி.265 இல் டெங்கு என்று கூறப்படும் இதே அறிகுறிகளுடைய காய்ச்சல் சீனாவிலும், 1779 களில் ஐரோப்பிய நாடுகளிலும் இருந்துவந்துள்ளது.1789 இல் இந்த அறிகுறிகளுடைய காய்ச்சலுக்கு அமெரிக்காவில் டெங்கு என்று பெயரிடப்பட்டது. இதே அறிகுறிகளை உடைய காய்ச்சல் என்பது இப்போதுதான் கண்டுபிடிக்கப்பட்ட புதிய நோய் அல்ல. காலம் காலமாக உலகம் முழுக்க உள்ள சாதாரணமான காய்ச்சல் வகைகளில் ஒன்றுதான் என்பதை நாம் புரிந்து கொள்வது அவசியமானது.

சிக்குன்குனியா, மலேரியா, டெங்கு..என பல நோய்களுக்குக் காரணமாகக் கூறப்படும் ஏடிஸ் வகை கொசுக்களை அழிப்பதற்கு என்ன விதமான நடவடிக்கைகளை நாம் மேற்கொண்டிருக்கிறோம்? மலேரியாவைக் கண்டுபிடித்து 232 வருடங்களாகிறது. டெங்குவையும், அதற்குக் காரணமென்று சொல்லப்படும் கொசுவையும் கண்டுபிடித்து 233 வருடங்களாகிறது. இருநூறு வருடங்களுக்கும் மேலாக கொசுக்களும், பீதிகளும் நம்முடன் இருக்கின்றன. இந்த இருநூறு வருடங்களில் உலகநாடுகள், உலக சுகாதார நிறுவனம், மத்திய, மாநில அரசுகள் என அனைவரும் கொசுக்களை ஒழிக்க வருடம் தோறும் பட்ஜெட்டுகளைப் போட்டு, நிதி ஒதுக்கிக் கொண்டிருக்கிறார்கள். உண்மையில் இருநூறு வருட கொசு ஒழிப்புத் திட்டங்களில் கொசு ஒழிந்திருக்கிறதா? அல்லது கூடுதலாகி இருக்கிறதா? கொசு ஒழிப்பு என்பது அந்தந்த சீசனில், பீதி கிளம்புகிற போது செய்யப்படும் வேலை அல்ல. சுற்றுச் சூழல் தூய்மை, தூய குடிநீர் வழங்குதல் என்று கொசு ஒழிப்பில் ஏராளமான அம்சங்கள் இருக்கின்றன. இப்படி நம்மைச் சுற்றியிருக்கிற எந்த ஒன்றையுமே மாற்றாமல் பயம் ஏற்படும் போது மட்டும் கொசுக்களை அழிக்க வரிந்துகட்டிக் கொண்டு இறங்கிவிடுகிறோம். இதற்கு பதிலாக எல்லாக் காலங்களிலும் ஆரோக்கியமாகவும், நோய் எதிர்ப்பு சக்தியோடும் வாழ்வதற்கான வழிகளை நாம் முன்வைத்திருந்தால் இந்தவகை சீசன் பீதிகளை கிளப்ப வேண்டிய அவசியம் இருந்திருக்காது.

டெங்கு காய்ச்சலுக்கு காரணமாகச் சொல்லப்படும் ஆர்போ வைரசின் ஆயுள் எத்தனை நாள் தெரியுமா? அதிகபட்சம் பதினான்கு நாட்கள் தான். ஆனால், டெங்கு இருப்பதாகக் கூறி பல நோயாளிகள் ஒரு மாதத்திற்கும் மேல் மருத்துவ மனைகளில் தங்க வைக்கப்பட்டிருந்தார்கள். பதினான்கு நாட்களில் வந்த வேலையை முடித்துக் கொண்டு ஆர்போ வைரஸ் தானே இறந்து விடும். உடலில் கழிவுகள் மிச்சமிருந்தால் மறுபடியும் புதிய வைரஸ்கள் தோன்றும்.

இந்த வைரஸ் நம் உடலில் உருவானவுடன் அவற்றைக் காப்பதற்காக "இன்டெர்பெரோன்" என்ற புரதத்தை நம் எதிர்ப்புசக்தி சுரக்கிறது. இந்த நிலைக்குப் பெயர்தான் டெங்குக் காய்ச்சல். பழைய தாமிஃப்ளூ மருந்துகள் தான் இந்தக் காய்ச்சலுக்கும். ஆக, எந்தக் காய்ச்சல் கிடைத்தாலும் பன்னாட்டு நிறுவனங்கள் களத்தில் குதித்து விடுகின்றன. சில நேரங்களில் எந்த நோயும் உலகில் ஏற்படாத போது நோய் பற்றிய புதிய கதைகளை உருவாக்கி பரப்பி விடுகின்றனர்.

கிருமிகள் பற்றி அறிவியலாளர்கள் என்ன சொல்கிறார்கள்?

24

கிருமிகள் குறித்த அச்சத்தின் பொய்மையைப் புரிந்துகொள்ள வேண்டும் என்றால் எய்ட்ஸ் குறித்த அறிவியலாளர்களின் கருத்துக்களை நாம் கேட்க வேண்டும்.

எய்ட்ஸைப் பற்றி உலகத்தை பயமுறுத்தத் துவங்கிய அரசாங்கங்களைப் பார்த்து 1990 - களில் கருத்து தெரிவித்தார் ஒரு அறிஞர். யார் அவர்? சுவிஸ் செஞ்சிலுவைச் சங்க ரத்த வங்கியின் இயக்குநரும், பெர்ன் பல்கலைக்கழகத்தின் நோய் எதிர்ப்பாற்றல்துறையின் சிறப்பு பேராசிரியருமான டாக்டர். ஆல்ப்ரெட் ஹாஸ்ஸிக். என்ன கூறுகிறார்?

"எய்ட்ஸ் உயிர்க்கொல்லி நோய் என்று பிரச்சாரம் செய்வதை ஒழிக்க வேண்டும்" - சண்டே டைம்ஸ், லண்டன் (3.4.1994).

உலகத்தின் சிறந்த மருத்துவ அறிவியலாளர்கள் சிலரின் கருத்துக்களையும் நாம் தெரிந்து கொள்வோம்.

கலிபோர்னியா பல்கலைக்கழகத்தின் மரபணுக்கள் துறை பேராசிரியர் டாக்டர். ஹாரி ரூபின் கூறுகிறார் - "எய்ட்சுக்கு காரணம் H.I.V கிருமி தான் என்பதை நிரூபிக்க முடியவில்லை" - சண்டே டைம்ஸ், லண்டன் (3.4.1994).

இன்னும், மரபணு உயிரியல் துறையைச் சார்ந்த பேராசிரியர். ஹார்வி பியாலி கூறுகிறார். "H.I.V என்பவை மிகச் சாதாரண கிருமிகள். விஞ்ஞானிகள் கூறும் அசாதாரணமான விளைவுகள் H.I.V கிருமிகளால் ஏற்படுவது சாத்தியமே இல்லை" - ஸ்பின், ஜூன் 1992.

1980 ஆம் வருட மருத்துவ ரசாயனத்துறை ஆராய்ச்சிக்காக நோபல் பரிசு பெற்றவரும், மரபணுத்துறை பேராசிரியருமான டாக்டர். வால்டர் கில்பர்ட் கூறுவதையும் கேட்போம். "எய்ட்ஸ் நோய்க்கு H.I.V வைரஸ் காரணமல்ல; மற்ற ஏதேனும் காரணங்களால் எய்ட்ஸ் வந்தாலும் ஆச்சரியப்படுவதற்கில்லை" - ஆம்னி, சூன் 1993.

பல்வேறு மருத்துவ அறிஞர்களின் கருத்துக்கள் எய்ட்ஸைப் பற்றிய உண்மைகளையும், குழப்பங்களையும் புரிய வைக்கிறது. இவற்றை விட, H.I.V என்ற கிருமியை முதன்முதலில் கண்டுபிடித்த - பாரீஸ் பாஸ்டர் கல்லூரியின் கிருமியியல் துறை பேராசிரியர் டாக்டர். லுக்மோன்பிக்னியர் கூறுவதைக் கேட்டால் - இந்த விசயம் நிறைவடையும். "H.I.V -எய்ட்சுக்கு காரணமல்ல; இதைப்பற்றிய ஆராய்ச்சியாளர்களின் கட்டுரைகளில் எக்கச்சக்கமான குளறு படிகளும், பித்தலாட்டங்களும் உள்ளன" - மியாமி ஹெரால்டு (23.12.1990).

கிருமிகளைப்பற்றிய விஞ்ஞானிகளின் கருத்துக்களுக்குள் போனால் நாம் தலையைப் பிய்த்துக் கொள்ள வேண்டியதுதான். இந்த செய்திகளை நாம் அறிவதன் மூலம் கிருமிகளுக்கும், பன்னாட்டு நிறுவனங்களுக்குமான வியாபாரத் தொடர்பை நாம் கண்டுணர முடியும்.

கிருமிகள் பற்றிய அடிப்படை ரகசியங்களைக் காப்பதன் மூலம், அதனை தவறான திசை வழியில் பன்னாட்டு நிறுவனங்களின் நிதி வழிநடத்துகின்றன.

உடலில் தோன்றும் கழிவுகளில் இருந்து தான் கிருமிகள் தோன்றுகின்றன. அதுவும் ஒருவகையான உடலின் கழிவுநீக்க தந்திரம் தான் என்பதை நாம் அறிந்திருக்கிறோம். கிருமிகள் எப்படிப் பரவுகிறது? போன்ற பல விஷயங்களை நாம் பார்த்து வந்திருக்கிறோம். பல ஆண்டுகளாக விதம் விதமான மருத்துவ ஆய்வுகள் நடத்தப் பட்டுக் கொண்டே இருக்கின்றன. இவற்றில் ஒன்று கூட இந்த உண்மையைக் கண்டிபிடிக்கவில்லையா என்ன?

டாக்டர் பீச்சாம்பைத் தொடர்ந்து இந்த கிருமிகளின் தோற்றம் பற்றிய ஆய்வுகள் நடந்து கொண்டுதான் இருக்கின்றன. ஆனால், அவர்களுடைய ஆய்வு முடிவுகளோ, கண்டுபிடிப்புகளோ ஊடக வெளிச்சம் படாமலும், பன்னாட்டு நிறுவனங்களின் தந்திரங்களால் வெளிவராமலும் பாதுகாக்கப்படுகின்றன. அது தவிர, நவீன ஆய்வுகளில் இன்னொரு முக்கியமான சிக்கலும் இருக்கிறது.

கிருமிகள் குறித்த அடிப்படை ஆய்வுகளுக்குள் போகாத வண்ணம் நவீன ஆய்வுகள் நடத்தப்படுகின்றன. ஒரு கிருமி குறித்த ஆய்வு நடத்தப்படும் போது அக்கிருமிகளையும், அவை வாழும் வகையிலான கழிவுகளையும் ஆய்வுக்கூடம் வழங்கி விடுகிறது. எனவே,

இக்கிருமிகள் எங்கிருந்து தோன்றுகின்றன என்ற அடிப்படைக் கேள்விக்கே இடமில்லை. செயற்கை சூழல்களில் வளர்க்கப்படும் கிருமிகளை எப்படி அழிப்பது? என்பது மட்டும் தான் தற்போதைய ஆய்வுகளின் நோக்கம். விதம் விதமான ரசாயன மருந்துகளைக் கொடுப்பதும், எந்த விதமான மருந்துகளுக்கு கிருமிகள் செத்து மடிகின்றன என்று பட்டியல் போடுவதும் தான் ஆய்வுகளின் இலக்கு.

கிருமித்தொற்றால் கூட்டம் கூட்டமாக நம் முன்னோர்கள் செத்துப் போனார்கள் என்ற வரலாற்று உண்மையை எப்படிப் புரிந்து கொள்வது? நமது ஆயுள் நவீன மருத்துவத்தின் வருகைக்குப் பின்னால் உயர்ந்திருக்கிறது என்ற கூற்றிலிருந்து இதைப் புரிந்து கொள்ள முடியும்.

முதலில் உங்கள் வீட்டில் இருந்து நம் ஆய்வைத் தொடங்கலாம். உங்கள் அப்பாவின் ஆயுளை விட தாத்தாவின் ஆயுள் கூடுதலாக இருந்ததா? என்று யோசியுங்கள். தாத்தாவின் அப்பாவுடைய ஆயுள் எப்படி இருந்தது? நீங்கள் கேள்விப்பட்ட வயதான உறவினர்களின் அதிக பட்ச வயது என்ன? நீங்கள் அறிந்த எல்லா வீடுகளிலும் இருந்த பெரியவர்களின் ஆயுள் எவ்வளவாக இருந்தது? இந்தக் கேள்விகளுக்கு நீங்கள் விடை கண்டுபிடிக்கும் போதே ஒரு விஷயம் நமக்கு விளங்கியிருக்கும். நம்மை விட நம் தாத்தாக்களின் ஆயுள் அதிகம். இன்றைய உலகை எடுத்துக் கொண்டால் கூட நூறு வயதிற்கு மேல் வாழ்பவர்களின் எண்ணிக்கை குறைந்து கொண்டே வருகிறது.

நம் தாத்தாவின் காலத்தில் நூறு வயதிற்கு மேல் இருந்தவர்களின் எண்ணிக்கை அதிகமாக இருந்ததே? நம் வீட்டின் ஆயுள் கணக்கும், நம் தெருவின், ஊரின் ஆயுள கணக்கும் இப்படித்தான் இருக்கிறது. ஆனால் நாட்டின் ஆயுள் கணக்கு மட்டும் வேறு மாதிரி இருக்கிறது. ஒரு இந்தியனின் சாராசரி ஆயுட்காலம் 1820 இல் 21 வயதுதானாம். அப்புறம் 34 என்று உயர்ந்து, 1947 இல் 50 வயதாக ஆனதாம். இப்போது சராசரி வயது 67. ஆயுட்காலம் இப்போதுதான் கூடியிருக்கிறது. முன்பெல்லாம் நம் தாத்தாக்கள் சின்ன வயசிலேயே செத்துப் போனார்கள் என்று கூறுகிறது ஆங்கிலேயர்கள் நம் கைகளில் கொடுத்து விட்டுப் போன ஆவணங்கள். சுதந்திரப் போராட்ட வரலாற்றைப் படித்தாலே தெரிந்து விடும்... ஆங்கிலேயர்களை எதிர்த்துப் போராடிய பெரும்பாலான வீரர்கள் சராசரி ஆயுளை விடக் கூடுதலாக வாழ்ந்தவர்கள் என்று.

நம்மை விட வெள்ளைக்காரர்கள் சர்வே எடுப்பதிலும், கணக்குப் போடுவதிலும் திறமையானவர்கள் தானே? வெள்ளைத்தோல் காரன் பொய் சொல்ல மாட்டான். அதிலும் ஆங்கிலத்தில் எழுதப்பட்டால் அது அறிவியலேதான். இவ்வாறு நாம் நம்பி அவர்கள் கொடுத்த ஆவணங்களைப் பற்றி கேள்வி எழுப்புவதில்லை.

இந்தியா என்று ஒரு நாடு இருக்கிறது என்பதையும், அதற்கான கடல் வழியையும் 1500 களில் தான் ஐரோப்பியர்கள் கண்டுகொண்டார்கள். அப்புறம் நம் நாட்டிற்குள் அந்நியர்கள் வருகை அதிகமாகியது. நாடு அடிமையானது. 1600 களில் இருந்து 1900 வரைக்குமான 300 வருடங்களின் இந்தியக் கணக்கு மட்டும்தான் அதிகபட்சமாக ஆங்கிலேயர்களுக்குத் தெரியும். 300 ஆண்டுகளுக்கு முந்தைய இந்தியாவில் மக்கள் தொகை பற்றியோ, அவர்களின் ஆயுள் பற்றியோ ஆங்கிலேயருக்கு எப்படித் தெரிந்திருக்கும்? ஆனால் அவர்கள் அளித்த அறிக்கைகளில் இந்தியா என்ற நாட்டின் பொது சராசரி வயது 34 என்பது மட்டுமே குறிப்பிடப்படுகிறது. இந்த வயது அடிமை இந்தியாவின் கணக்கா? அக்காலத்தில் வாழ்ந்த எல்லா ஊர்களிலும் இருந்த மக்கள் இக்கணக்கில் சேர்த்துக் கொள்ளப்பட்டார்களா? இப்படி எந்தக் கேள்வியும் இல்லாமல் பல லட்சம் ஆண்டுகளுக்கு முன்னால் தோன்றிய தொல் பழங்குடிகளின் தொடர்ச்சியான இந்தியர்களின் வயதை குறைத்துச் சொன்னபோது நாம் ஏற்றுக் கொண்டோம்.

அவர்களுடைய நலனுக்காக, அவர்களுடைய அறிவியல் உயர்ந்தது என்று காட்டுவதற்காக - நம்முடைய மரபுவழி அறிவியலை புறக்கணித்தார்கள். அதனை முழுமையாகச் செய்து முடிப்பதற்கான கணக்குத்தான் - இந்தியர்களின் ஆயுள் பற்றிய பழங்கதைகள். இந்தியர்களின் ஆயுள் எப்போதும் கூடுதலானதாக இருந்தது. நம்முடைய மரபுவழி அறிவியலின் அழிவிற்குப் பின்னால் அது குறைந்து போயிருக்கிறது என்பதுதான் உண்மை. நூறு வயதிற்கு மேல் இருந்த நம் தாத்தாக்களும், பாட்டிகளும் தொலைந்து போய் - இப்போது, இருபது வயது டயாபடிஸ் நோயாளிகள் அதிகரித்திருக்கிறார்கள்.

இதே போன்ற ஒரு கணக்குத்தான் - கூட்டம் கூட்டமாய் கொள்ளை நோயால் இறந்து போனார்கள் என்பதும். வெள்ளையர் ஆட்சியில் வறுமையால், உணவின்றி இறந்தவர்கள் அதிகம். அதிகாரத்தின் தாக்குதலால், ஊரை விட்டு துரத்தப்பட்டு இறந்தவர்கள் அதிகம்.

கணக்குகளை மாற்றி எழுதிய ஆவணங்கள் தான் நம்மை நோயாளியாக்குகின்றன.

இந்திய வரலாற்றில் அல்லது தமிழக வரலாற்றில் ஆங்கிலேயர்கள் வருவதற்கு முன்னால் நம் மக்கள் நோயால் கூட்டம் கூட்டமாக இறந்த வரலாறு இருக்கிறதா? ஆசியாவில் மிக அதிகமான கல்வெட்டுகள் தமிழகத்தில் தான் கிடைத்திருக்கிறது. செப்பேடுகள், வரலாற்று ஆவணங்கள், வெளிநாட்டு யாத்ரீகர்களின் பயண ஆவணங்கள், சங்க கால இலக்கியங்கள் என்று எதிலும் நம் மக்களின் கொள்ளை நோய்ச் சாவுகள் பற்றிய குறிப்புகள் இல்லை. ஒருவேளை கிருமிகளுக்கு இந்தியாவிற்கு வர வழிதெரியவில்லையா என்ன? கொள்ளை நோய் பற்றிய வரலாற்று ஆய்வை வெவ்வேறு நாடுகளுக்கு விஸ்தரித்தால் உண்மையின் முகம் வேறொன்றாக இருக்கக்கூடும்.

இடையில் ஒரு அத்தியாயத்தில் (17) செம்மெல்வெய்ல்சின் கைகழுவும் உத்தி குறித்துஅப்புறம் பார்க்கலாம் என்று ஒத்தி வைத்திருந்தோம். செம்மெல்வெய்ல்சின் நண்பர் டாக்டர் ஜாகோப் பிரேத பரிசோதனையின் போது அறுவைக்குப் பயன்படும் கத்தி கிழித்து, காய்ச்சல் வந்து இறந்து போனதைப் பார்த்தோம். கழிவுகளில் இருந்துதான் கிருமிகள் தோன்றுகின்றன என்றால், இது எப்படி நடந்தது? பிரேத பரிசோதனை செய்து விட்டு வந்த மருத்துவர்கள் கைகழுவி விட்டு, பிரசவம் பார்த்த போது இறப்பு விகிதம் எப்படி குறைந்தது?

இக்கேள்விகளுக்கு விடை காண்போம்.

கிருமிகள் எங்கிருந்து பிறக்கின்றன என்று பார்த்தோம். அவை கழிவுகளில் இருந்து பிறக்கின்றன. கழிவுகளைத் தின்று தீர்த்து விட்டு, தானே அழிந்து விடுகின்றன. கிருமிகள் பிறக்கும் கழிவுகளையும், கிருமிகள் உண்ணும் கழிவுகளையும் டாக்டர் ஹென்றி லிண்ட்லார் "நோய்க்களன்" என்று அழைக்கிறார். இந்த நோய்க்களன்கள் நம் உடலில் இல்லாவிட்டால் கிருமிகள் உருவாவதில்லை என்பதை ஏற்கனவே விரிவாகப் பார்த்து விட்டோம். இப்போது "நோய்க்களன்" எனும் சொல்லினை நினைவு வைத்துக் கொள்ளுங்கள்.

நம் உடலின் நோய்க்களனில் இருந்து கிருமிகள் உருவாகிவிட்டன. கழிவுகளை தின்று உயிர்வாழ்கின்றன. இப்போது நாம் கிருமிகளுக்கு உணவு அளிப்பதை நிறுத்துவது அவசியம். ஆனால், நம் வாழ்க்கை முறையில் எவ்வித மாற்றமும் இல்லாமல் இயற்கைக்கு எதிரான

வகையில் தொடர்வோமானால் கழிவு உற்பத்தியைக் கட்டுப்படுத்த இயலாது. கழிவுகள் இருக்கும் வரைக்கும் கிருமிகள் உயிரோடுதான் இருக்கும். பெருகிக் கொண்டும் இருக்கும்.

கழிவுகளில் இருந்து உடலின் உள்ளேயே கிருமிகள் உருவானாலும், அவற்றின் எண்ணிக்கை பெருகுவதை நம் எதிர்ப்பு சக்தி கண்காணிக்கிறது. தேவைக்கு அதிகமாக உருவாகும் கிருமிகளை உள்ளேயே அழித்து விடவும் முயல்கிறது நம் உடல் எதிர்ப்பு சக்தி. நம் உடலில் இருந்து வெளியேறும் எல்லா வகை கழிவுகளின் வழியாகவும் கிருமிகளை வெளியேற்றும் நடவடிக்கையையும் துவங்குகிறது நம் உடல். இப்படி உடலின் கட்டுப்பாட்டுக்குள் இல்லாத கிருமிப் பெருக்கத்தை அழித்தும், வெளியேற்றியும் சீர் செய்ய முயல்கிறது எதிர்ப்பு சக்தி.

இப்போது கிருமிகள் பரவலின் இரண்டாம் நிலைக்கான சாத்தியம் உருவாகிறது. ஒரு மனிதனின் உடலில் இருந்து வெளியேற்றப்படுகிற கிருமிகள் இந்த இரண்டாம் சாத்தியத்தை உருவாக்குகின்றன. கூடுதலாக, உடலின் உள்ளே எப்படி கழிவுகளில் இருந்து கிருமிகள் உருவாயினவோ அதே போல புறச் சூழலில் இருக்கும் கழிவுகளில் இருந்தும் கிருமிகள் உருவாகின்றன. இந்த இரண்டு வழிகளில் உடலிற்கு வெளியே கிருமிகள் இருப்பதற்கான சாத்தியங்கள் இருக்கின்றன.

ஒவ்வொரு உயிரும் அடிப்படையில் தன் உயிரைக் காத்துக் கொள்வதற்கான போராட்டத்தை நடத்துகிறது. அதற்கான தன்னை தகவமைத்துக் கொள்கிறது. இதுதான் பரிணாமக் கொள்கை. ஒரு கிருமி எந்த வகை கழிவில் இருந்து பிறந்ததோ, அதே கழிவு உணவாகக் கிடைக்காத போது அதை ஒத்த வேறு கழிவுகளைத் தின்று உயிர்வாழ முயல்கிறது. இம்முயற்சியில் மிகச் சில கிருமிகள் (வைரஸ் போன்ற உடனடி மாற்றம் சாத்தியமுள்ளவை) தொடர்ந்து உயிர் வாழும் வாய்ப்பைப் பெறுகின்றன.

இப்போது புறச்சூழலில் இருக்கும் இரண்டாம் வகைக் கிருமிகள் மனித உடலிற்குள் செல்ல முயலும் வாய்ப்புண்டு. ஏதாவது ஒரு வகையில் மனித உடலிற்குள் செல்ல வாய்ப்பு கிடைத்த கிருமிகள் உள்ளே வாழ முயல்கின்றன. இயற்கை வாழ்வியல் சரியாகக் கடைபிடிக்கும், கழிவுகளற்ற, நோய்க்களன் அற்ற உடலில் கிருமிகளால் எப்போதும் உயிர் வாழ இயலாது. நம் உடல் எதிர்ப்பு

சக்தியும் வெளியில் இருந்து உள்ளே வர முயலும் கிருமிகளை சும்மா விட்டு வைக்காது. கடும் போராட்டம் மூலம் அழித்தொழிக்கும்.

அனைத்தையும் மீறி, புறச் சூழலில் இருந்து உடலிற்குள் கிருமிகள் வந்து விடும் வாய்ப்பு இரண்டு நிலைகளில் நடக்கலாம்.

ஒன்று - அறுவை சிகிச்சைகளில் முழு உடலின் எதிர்ப்புத் தன்மையையும் தூங்க வைத்து விட்டு, ரசாயனத்தின், உதவியால் மயக்கத்தில் ஆழ்த்தியிருக்கும் நிலையில் மருத்துவர் / செவிலியர் போன்றோர் பயன்படுத்தும் பொருட்களில் இருந்து கிருமிகள் நோயாளியின் உடலிற்குள் செல்ல வாய்ப்புண்டு. புறச்சூழலில் இருந்து இப்படி வரும் கிருமிகளை எதிர்க்கும் தன்மை தற்காலிகமாக அந்நோயாளியின் உடலிற்கு இல்லாமல் இருக்கும் போது கிருமிகள் உடலிற்குள் சென்று தங்க முயலும்.

இரண்டு - உடலின் எதிர்ப்பு சக்தியைக் குறைக்கும் / வீரியம் இழக்க வைக்கும் நிலையை ஏற்படுத்தினால் கிருமிகள் உடலின் எதிர்ப்பையும் மீறி உடலுக்குள் செல்லும் நிலை உருவாகும். எதிர்ப்பு சக்தி எப்படி குறைந்து போகும்? ஏற்கனவே நாம் பார்த்த இயற்கை விதி மீறல்களைத் தொடர்ந்து செய்யும் நபர்களுக்கு எதிர்ப்பு சக்தி வலுவிழக்கும். தொடர்ந்து ரசாயன மருந்துகளை சாப்பிடும் நபர்களுக்கும் உடலின் ஆற்றல் குறைந்து போய் விடும். (சில நோய்கள் பரவுவதாக அவ்வப்போது அரசாங்கள் எச்சரிக்கை விடும்போதெல்லாம் கவனியுங்கள்... நோயாளிகள், முதியவர்கள் பாதுகாப்பாக இருக்கும் படி அறிவிப்பார்கள். ஏனெனில், நோயாளிகளும் - முதியவர்களும் தொடர்ந்து ரசாயன மருந்துப் பயன்பாட்டில் இருந்து வருவார்கள்)

இப்படி இரண்டு காரணங்களில் நம் எதிர்ப்பு சக்தி குறையும் போது உடலுக்குள் ஊடுருவும் கிருமிகள் வாழ்ந்து விட முடியுமா...? முன் அத்தியாயங்களில் நாம் விரிவாகப் பார்த்தோம். வெளியில் இருந்து ஒரு கிருமியால் உடலுக்குள் வாழும் சூழலை உருவாக்கிக் கொள்ள முடியாது. அதே நேரம், டாக்டர் பீச்சாம்பும், லிண்ட்லாரும் கூறும் கழிவுகளின் "நோய்க்களன்" நம் உடலுக்குள் ஏற்கனவே இருக்குமானால் வெளியில் இருந்து உள்ளே வரும் கிருமிகள் அதை உணவாகக் கொண்டு உயிர் வாழ முயலும். இம்முயற்சியில் வெற்றி பெறும் கிருமிகள் உடலினுள் வாழும் தகவமைப்பை பெற்று விடுகின்றன. ஏதோ ஒரு வகையில் முறையான எதிர்ப்பு சக்தியைப்

பெருக்கினால் மட்டுமே இப்படியான கிருமிகளில் இருந்து தப்ப முடியும்.

பிணவறையில் இருந்து கிருமிகளோடு வந்து, ரசாயன மருந்துகளால் எதிர்ப்பு சக்தி குறைக்கப்பட்டிருக்கும் நோயாளியைக் கையாளும் போது கிருமிகள் உட்புகும் வாய்ப்பு உருவாகும் என்று புரிந்து கொண்டோம் அல்லவா...? இப்போது யோசியுங்கள் செம்மெல்வெய்ல்சின் கைகழுவும் உத்தி எப்படி வேலை செய்கிறது...?

இதற்கு சாதாரண் மனிதர்கள் கைகழுவிக் கொண்டே இருப்பது என்று அர்த்தமில்லை. கிருமிகள் புழங்கும் மருத்துவமனைகளில், அறுவை சிகிச்சை மையங்களில் இருப்பவர்கள் கைகழுவுவதன் மூலம் நோயாளிக்கான தொற்று வாய்ப்பைத் தவிர்க்கலாம் என்பதற்காகத்தான் டாக்டர் செம்மெல்வெய்ல்ஸ் கைகழுவுமாறு டாக்டர்களையும், நர்சுகளையும் பணித்தார்.

நாம் இதுவரை கிருமிகள் பற்றிப் பேசிய அனைத்தையுமே நீங்கள் புறக்கணித்து விட்டால் கூடப் பரவாயில்லை. கிருமிகள் பற்றிய ஒரு எளிய உண்மையை மட்டும் நீங்கள் ஏற்றுக் கொண்டால் போதும். கிருமிகள் ஏன் எல்லா நபர்களையும் தாக்குவதில்லை? என்ற கேள்விக்கு மருத்துவ விஞ்ஞானிகள் ஒரு பதிலைச் சொல்கிறார்கள். "எதிர்ப்பு சக்தி நன்றாக இருப்பவர்களை கிருமிகள் தாக்காது" என்பது தான் அது.

எதிர்ப்பு சக்தியை வலுவாக வைத்துக் கொள்ள நாம் ரசாயன மருந்துகளை உட்கொள்ள வேண்டுமா? அல்லது நம்முடைய பாரம்பரிய உணவுகளை உண்ண வேண்டுமா? உண்மை வெளிப்படையானது. நம்முடைய வாழ்வியல் முறையை ஒழுங்கு செய்து கொண்டால் எதிர்ப்பு சக்தி வலுவாக இருக்கும். இந்தக் கருத்துப்படி எந்தக் கிருமியும் நம்மை நெருங்காது.

எந்த விஷயம் வணிக ரீதியாகவும், அரசியல் ரீதியாகவும் லாபத்தைத் தருமோ, அந்தக் கருத்துக்கள் மட்டுமே மக்களுக்குப் பரப்பப்படுகிறது. ஆனால், உண்மை என்பது எப்போதும் இருந்து கொண்டிருக்கும். தேடலும், சிந்தனையும் உடையவர்கள் உண்மையைக் கண்டுணர்வார்கள்.

அமெரிக்க டாக்டர். ஹென்றி லிண்ட்லாரின் வரிகளோடு இக்கட்டுரையை நிறைவு செய்யலாம்.

"நோய்கள் இந்தக் கிருமிகளாலேயே ஏற்படுகிறது என்றால் - மனித சமுதாயம் முழுமையும் இக்கிருமிகளிடம் உயிர் பிச்சைக்காக கையேந்தி நிற்க வேண்டியது தான்."

***